JN231846

内臓脂肪がストン！と落ちる食事術

高雄病院理事長・医師
江部康二

ダイヤモンド社

はじめに

お腹まわり、気になってますか？

あなたの体に蓄えられた体脂肪には、大きく分けて「皮下脂肪」と「内臓脂肪」があります。簡単にいうと、こういうことです。

●つまめる脂肪＝皮下脂肪

●つまめない脂肪＝内臓脂肪

このうち、お腹まわりをシェイプアップするためのポイントは、お腹を内側から出っ張らせている**内臓脂肪**です。貯金にたとえると、こういうことになります。

●皮下脂肪は簡単におろせない「定期預金」

●内臓脂肪はすぐに取り出せる「貯金箱」

ですから、すぐに落ちやすい内臓脂肪が、お腹まわりを引き締めるカギになります。

「運動なんて、まっぴらごめん！」

それでも結構です。

ひもじくなるようなカロリー制限は必要ありません。

お腹いっぱい食べてもいいです。筋トレもジョギングも、しなくていいです。

糖質制限と1日2食の〝半日断食〟の組み合わせで、最初の1週間で体重2～3kgがストンと落ちて、その後、適正体重になったところでずっとキープ。ポッコリお腹は、気づけば見事に凹《へこ》んでしまいます。そして、もう二度と太りません。

もうすぐ70歳にして20代の頃の体重をキープしている私自身が実証しています。

お腹も心も満たされるから長続きする、挫折《ざせつ》知らずの「**食べトレ**」で、ポッコリお腹にサヨナラしましょう！

目次

第2章 内臓脂肪を劇的に減らす

第3章

内臓脂肪がストンと落ちる食事術

第4章 脂質は摂っても太らない

第5章

糖質は必須じゃない

第6章 「食べトレ」で〝糖質病〟とサヨナラ

注意：以下に該当する方は、本書の「食べトレ」を控えてください。

- 現在すでに糖尿病の治療を受けており、薬を服用したり、インスリン注射を打ったりしている場合、低血糖になる恐れがあります。また、腎障害がある場合も、糖質制限をしていいかどうか、主治医に必ず相談してから始めるようにしてください。
- 進行した肝硬変、診断基準を満たす膵炎、長鎖脂肪酸代謝異常症、尿素サイクル異常症を抱えている場合も適用外です。

・肝硬変が進行すると肝臓の機能が落ちており、肝臓で糖質を新たに作る「糖新生」という働きが不十分となり、血糖値が保てなくなる恐れがあります。
・糖質制限食では脂質とたんぱく質の摂取が増えますが、膵炎があると低脂質食が推奨されるので適用外となります。
・長鎖脂肪酸代謝異常症は、肉類や魚介類の「長鎖脂肪酸」がうまく利用できないため適用外となります。
・尿素サイクル異常症はたんぱく質が処理できないため適用外となります。

これ以外にも高齢でなんらかの不調を抱えている人は、かかりつけ医に一度相談してから始めるようにしてください。

序章

筋トレしなくても「食べトレ」すればいいんです

20代の頃と変わらない体型

私は京都にある高雄病院の理事長で、医師の江部康二と申します。１９５０年生まれの69歳です。身長１６７cm、体重57kgは、20代の頃と変わりありません。

身長は、年をとっても縮んでいません。

歯は全部残っていて、虫歯も歯周病もありません。

視力もよく『広辞苑』の小さな文字も裸眼で読めます。

聴力の低下もありません。

毎日7時間睡眠で、夜中に尿意で目覚めることもありません。

定期的に飲んでいる薬もなければ、サプリメントとも無縁です。

コレステロール値も中性脂肪値も、基準値に収まっています。

いまも朝勃《だ》ち（正式名：夜間陰茎勃起《いんけいぼっき》現象）します。

朝勃ちなんていうと下品に思われるかもしれませんが、**動脈硬化、内臓疾患《しっかん》、うつ病**などのバロメーターにもなりますから、バカにしてはいけません。

母校・京都大学医学部の同窓会に出席すると、同級生の医師たちの多くは何かしらの持病を抱えていて、定期的に薬やサプリメントを飲んでいます。

糖尿病、高血圧、歯周病、白内障、それに骨粗しょう症によって身長が縮むなど、病気や老化に悩まされている医師が少なくないのです。

同級生から「なんで江部だけ、そんなに元気なんだ？」と驚かれます。その秘密は、本書で紹介する糖質制限と１日２食の半日断食からなる「食べトレ」にあります。

私の運動らしい運動といえば、１～２週間に１回程度の趣味のテニス。あとは、日頃からよく歩くように心掛けているくらいです。70代目前なのに超健康体を維持できているのは、17年前の52歳から実践《じっせん》している食べトレのおかげなのです。

「メタボ」「高血圧」「糖尿病」からの脱出

冒頭からエラそうに健康自慢をしましたが、食べトレを開始する17年前、52歳だった頃の私は不健康そのものでした。

体重は、いまより10kg重い67kg。お腹まわりは内臓脂肪を抱えてでっぷりとして、完全なメタボ（**メタボリックシンドローム**）だったのです。

血圧は下が95前後、上は１５０くらい。少なからずストレスが加わり、血圧が上がる外来診療後は、下が１００、上が１８０を超すことも珍しくはありませんでした（単位はいずれも㎜ＨＧ）。これは立派な高血圧症患者です。

糖尿病の診断指標の１つである**ヘモグロビンA1c**《エーワンシー》の値は６・７％でした。６・５％以上だと「糖尿病型」と判定されますが、実際にのちの診断で糖尿病が確定しました。

私の父は、糖尿病によって77歳で足を切断し、80歳で心筋梗塞《こうそく》で亡くなっています。同じ道をたどらないように、何とかしなければと思っていました。そのときに開始したのが糖質制限食、これが「食べトレ」をスタートさせるきっかけになったのです。

デブでメタボ、高血圧で糖尿病……まるで〝病気のデパート〟みたいですが、決して不健康な生活をしていたわけではありません。むしろ、医者だけに健康には気を遣《つか》っていました。

食事は基本的に「玄米魚菜食」でした（いかにも健康そうですね）。玄米、イワシやサバなどの魚介類、野菜をたっぷり食べて、肉類や油脂は控《ひか》える食事法です。

いまでこそ、糖質制限食のパイオニアとして知られるようになった高雄病院ですが、もともとは糖質をたっぷり含む玄米魚菜食を糖尿病の患者さんに推奨《すいしょう》していたのです（いまとなっては、反省しています）。

高雄病院が入院患者に対する病院給食として玄米魚菜食を提供し始めたのは、1984年のことでした。おそらく、日本で初めての試みです。

厳格な「玄米菜食」だと、たんぱく質やビタミンが不足する恐れがあるので、魚介類と鶏肉はOKとしました。そして、患者さんに食べてもらうなら、自分も同じものを食べるべきだと思い、私も玄米魚菜食にしたのです。

それまで大好きだったラーメンもうどんも断ち、好物のチョコレートもやめました。健康には気を遣っていた（つもりだった）のです。

年に一度は**断食**もしました。

私は全共闘最後の世代です。その縁もあって1984年、私が34歳のときに母校・京都大学の学生が、トマホーク核ミサイルを積んだ米原子力潜水艦が佐世保港に入港するのに抗議して、京都高島屋の前でハンガーストライキ（断食）をした際、健康管理を頼まれたことがありました。

このことがきっかけとなり、私も断食を試してみたのです。ハンガーストライキは断食そのものであり、断食の健康効果は古くから認められていたからです。

また週2回は趣味のテニスで汗を流し、週1回はスポーツジムにも通うなど、やはり健康に気を遣っていました。

当時は玄米魚菜食で、年1回は断食して、定期的に運動をしていたのに、私の体重はじわじわと増え続けていきました。内臓脂肪がたまり、血圧や血糖値などの健康データは、年々悪化し続けたのです。

健康に気を遣っていたのに、なぜ不健康になっていったのでしょうか？

諸悪の根源は、糖質を日に何度もたくさん食べる〝糖質の頻回《ひんかい》・過剰《かじょう》摂取〟にあったのです。

スリムな体型と健康をキープする唯一の方法

高雄病院では1999年から、当時院長だった私の兄である江部洋一郎が、日本で初めて糖尿病治療に糖質制限食を導入していました。

当初の2年間くらいは「兄貴がまたヘンなことをやっているわ」と、私も、3人いた管理栄養士も傍観《ぼうかん》していました。

ところが、患者さんの血糖値が、薬に頼ることなくみるみる改善していったのです。内臓脂肪もみるみる減って、肥満が解消するのを目の当たりにすると、完全に兄を見直すようになりました。

さらに私自身も糖尿病を発病するに至り、ものは試しと、糖質制限食を試してみることにしました。すると、驚くような成果が得られたのです。

体重は半年で67kgから57kgへと10kg減少。学生時代の体重に戻り、お腹の内臓脂肪も減ってメタボが解消しました。その後、体重はいまに至るまで17年間変わっていません。

私はメタボと糖尿病が発覚した52歳で、糖質制限を始めました。そこから半年で体重が10kg落ちて、血圧などの健康データも正常化しました。

コンピューター断層撮影装置（CT）で「126㎠」もあった内臓脂肪の断面積は「71㎠」へと激減しました（CTを撮ったのは2年後でしたが、半年後に体重が落ちて健康データが正常化した時点で、おそらく内臓脂肪の断面積は同様に減っていたと考えられます）。

ヘモグロビンA1cは、3週間後には6・7％から6・0％へと下降し、糖尿病の診断基準を下回るまでに改善。その後もずっとヘモグロビンA1cは5・6～5・9％という安全圏内で、父のように糖尿病で足を切断したり、心筋梗塞を起こすリスクは皆無といえます。

冒頭で述べたような超健康体が、食べトレだけで保たれているのです。

運動なしでも健康に痩せられる

この本では私自身が実践して内臓脂肪を減らし、メタボや糖尿病の克服に大きな威力を発揮した食べトレの理論と実践についてお伝えしていきます。

ご飯やパン、麺類などの糖質を制限するというと、何かマニアックな食事のように思えるかもしれません。でも、あとで詳しくお話ししますが、そもそも糖質制限食こそが、私たち人類本来の**正解の食事**なのです。

米や小麦などの穀物は、なんとなくヘルシーなイメージがあり、子供にも「ご飯をいっぱい食べなさい」とすすめているかもしれませんが、実は人間にとって〝異物〟です。毒とまでは言いませんが、〝中毒性〟が高く、不健康な食べ物なのです。

私たち人類の歴史はおよそ700万年といわれますが、その長い歴史からすれば、穀物などの糖質を摂るようになったのは、〝ごく最近〟のことです。

穀物というでんぷん食品を日常的に食べるようになったのは、世界的には農耕が始まった1万年前からですし、日本では2500年前の弥生時代以降です。

人類の歴史でほとんど糖質を摂ってこなかった私たちの体は、いまのように糖質をたくさん摂る食生活には対応できていません。700万年かけて作り上げた体質は、そんな短期間で変化・適応させることはできないのです。

私たちの体は食べるもので作られていますから、体質に合わない糖質をたくさん食べ続ければ、病気になっても仕方ありません。

実際、世界中で**糖尿病**が蔓延《まんえん》しています。糖尿病が強く疑われる患者さんは、日本だけでも1000万人を超えており、世界の糖尿病人口は4億人を超えています。

糖尿病だけではありません。日本人の死因の上位を占めているがん、心臓病、脳卒中は、いずれも糖質の摂りすぎによるもの。いわば〝糖質病〟なのです。
この他にも、認知症やアレルギー疾患のように原因がわからない現代病の多くも、実は〝糖質病〟だと私は考えています。

食べトレ（糖質制限と1日2食の半日断食）は、運動なしでも内臓脂肪がストンと落ちるので、体型を改善できるのはもちろん、病気を防ぐいちばんの方法です。

まるで〝浮き輪〟のようにだぶついたお腹まわりをなんとか凹ませたい。でも、「あんまり頑張らずに」というのが人情ですよね。

「運動すれば痩《や》せるのはわかっている」
「けれど、それができない」「やりたくない」「続かない」

わかってます、わかってますとも！　その頑固《がんこ》な体脂肪と内臓脂肪、運動なしでも落とせる方法をこれからじっくり教えましょう。

COLUMN

本当に怖い「食後高血糖」

糖質過多による第一のダメージは、食後に血糖値が急激に上がる**食後高血糖**です。血糖は全身のエネルギー源になりますが、血糖値が高すぎるのは危険です。その血糖値を上げるのは糖質だけです。たんぱく質や脂質は血糖値を上げません。

低カロリーでも糖質がたっぷりなら、血糖値は上がります。

高カロリーでも糖質ゼロなら、血糖値は上がりません。

低カロリーでも糖質が多いそばを食べると血糖値は上がりますが、高カロリーでも糖質をほとんど含まないサーロインステーキなら血糖値は上がらないのです。

世界的に権威のあるアメリカ糖尿病学会では「摂取後、血糖に直接影響を与えるのは糖質のみであり、速やかに吸収されて120分以内にほぼ100％血糖に変わる。たんぱく質と脂質は、血糖に直接影響を与えることはない」と断言しています。

食後に上がった血糖値を下げるのは、すい臓から分泌《ぶんぴつ》される**インスリン**です。血糖値を下げる働きがあるのは、人体で唯一インスリンだけです。ところが、日本人のインスリン分泌能力は、遺伝的に欧米人の半分くらいとされています。これが日本人に糖尿病患者が増えている理由の１つです。

食後高血糖が起こると、血糖値を下げるために分泌されたインスリンにより、余分な糖質（ブドウ糖）が内臓脂肪などの体脂肪としてたまります。

加えて体内では**糖化**が進みます。糖化とは、加熱されたブドウ糖が体を作っているたんぱく質などにくっついて、機能を妨げる現象です。最終的には**AGEs《エージーイーズ》（終末糖化産物）**という超悪玉が生じます。AGEsは、がん、心臓病、脳卒中、認知症、糖尿病の合併症などと深く関わっています（詳しくは第６章参照）。

第1章

内臓脂肪を落としたいなら1日2食がいい

朝食抜きの1日2食で体脂肪を燃やす

私は35年前の1984年、34歳のときに初めて断食を経験して以降、朝食抜きの1日2食を続けています。

朝はコーヒーに生クリームを入れて飲むだけで、何も食べません。昼と夜は仕事の状況に応じて臨機応変に食べています。

糖質制限をしていれば、お腹が空く原因となる〝血糖値の乱高下〟が生じないので、朝食抜きでも、お昼までお腹が空きません。

「腹が減った」の正体は、ご飯やパン、麺類、イモ類など、糖質をたくさん含むものを食べることにあるのです。

実際、糖質制限をしている人の多くが1日2食を実践していますが、「お昼になっても不思議とお腹が空かない」という人が多いです。

「昼食の時間だから食べておくか」という程度です。

ときには小腹が空くこともありますが、そのときはチーズやミックスナッツをつまみます。

私の1日2食は、昼食抜きでも夕食抜きでもなく、朝食抜きです。**朝食抜きの1日2食には大きな健康効果があるからです。**

たとえば、夕食を夜7時に食べたとしましょう。

翌朝に朝食を食べず、正午に昼食を食べたとすると、食事をしない断食の時間は半日以上、なんと17時間にも達します。

この間ずっと断食しているわけですから、糖質の摂取は当然ゼロです。17時間もの間、血糖値の乱高下がなく血糖値がずっと安定するので、血管や臓器へのダメージは皆無《かいむ》です。

何より朝食を食べないと、前日の夕食から当日の昼食までの間、内臓脂肪を始めとする体脂肪がメラメラと燃焼し続けるのです。

そもそも朝起きたばかりでまだ何も活動していないのに、すぐに食事を摂るという習慣は、人類の歴史でまずなかったと考えられます。

午前中の活動に備えるなら、体脂肪として貯蔵されている体内のエネルギーで十分まかなえます。朝食抜きは理にかなっているのです。

私の1日2食の1週間

では、月曜日から日曜日までの1週間、私がどこでどんなものを食べているのかを具体的に紹介しましょう。

前述の通り、朝はコーヒーに生クリームを入れて飲むだけで何も食べません。

▼月曜日

月曜日は、京都駅前にある「高雄病院京都駅前診療所」で外来診療です。

午前中の診療後、よく顔を出すのは、すぐ近くにある『肉とワイン　バルワラク』というお店です。そこで1000円のステーキランチをよく食べます。

注文時に「ライスは要りません」と断っておきます。ライスなしでも、肉がたっぷりでサラダもつくので、お腹がいっぱいになります。

肉は糖質ほぼゼロですから、野菜の分だけで「糖質5g」未満です。

診療所から出て、お店でランチを食べる時間の余裕がないときもあります。そんなときは近くのコンビニで**豚しゃぶサラダ**か**蒸し鶏サラダ**、それに**ゆで卵2個**を買い、診療所に常備している**マヨネーズ**をかけて食べることもあります（**付属のドレッシングは砂糖が入っているので使いません**）。

月曜日の夜は、妻が京都市左京区にある「江部診療所」で働いているので、私は1人で外食をします。頻繁《ひんぱん》に通うのは、チェーン店『和食さと』。この店の**しゃぶしゃぶ食べ放題**が好物なのです。

「豚しゃぶ食べ放題」に「プレミアムコース」というのがあるのですが、65歳以上のシニア割引があって、２１９０円（税別）で食べられます。

だしは2種類選べます。私が選ぶのは糖質が少ない**昆布だし**と**かつおだし**です。豚肉は**ロース**、**ヒレ**、**バラ**など（鶏肉も追加で注文できます）。

肉以外にも、**野菜**、**キノコ**、**豆腐**といった鍋の具材がいっぱい食べられます。最後の〆《しめ》はご飯でなく、生卵を落として**卵スープ**にします。

たまに牛丼チェーン店『すき家』で、**ご飯の代わりに豆腐を使った「牛丼ライト」**

を食べる夜もあります。

注文するとき、店員さんに「タレとポン酢をかけないでください」と頼んでおきます。**タレもポン酢も、少なからず砂糖が入っているからです。**

ファストフード店では工程がマニュアル化されていますから、タレとポン酢をかけないと2つの工程が省けるので、店員さんもちょっと楽ではないでしょうか（笑）。

これだけではカロリーも栄養も不足気味なので、**温泉卵2個**、**塩鮭**、**豚汁**を追加します。**豚汁に入っている「サトイモ」は、糖質が多いので残します**（根菜《こんさい》類は糖質が多めなのです）。

火曜日

火曜日は、午後から高雄病院での診療です。

昼食は、仕事に出かける前、午前11〜12時頃に自宅で食べます。

妻がよく**薄切り豚肉**、**モヤシ**、**キャベツ**で肉野菜炒《いた》めを作ってくれます。量はかなりたっぷりです。**冷や奴**に**海苔《のり》**、**細ネギ**を散らして、副菜を食べることもあります。

サンマ、**サバ**など、季節の青魚を焼いて食べることもあります。その場合、一尾で

郵 便 は が き

料金受取人払郵便

渋谷局承認

6009

差出有効期間
2020年12月
31日まで
※切手を貼らずに
お出しください

1 5 0-8 7 9 0

1 3 0

〈受取人〉
東京都渋谷区
神宮前 6-12-17
株式会社ダイヤモンド社
「愛読者係」行

フリガナ		生年月日		男・女
お名前		T S H 年 月 日生	年齢 歳	
ご勤務先 学校名		所属・役職 学部・学年		
ご住所（自宅・勤務先）	〒 ●電話 （ ） ●FAX （ ） ●eメール・アドレス （ ）			

◆本書をご購入いただきまして、誠にありがとうございます。

本ハガキで取得させていただきますお客様の個人情報は、
以下のガイドラインに基づいて、厳重に取り扱います。

1, お客様より収集させていただいた個人情報は、より良い出版物、製品、サービスをつくるために編集の参考にさせていただきます。
2, お客様より収集させていただいた個人情報は、厳重に管理いたします。
3, お客様より収集させていただいた個人情報は、お客様の承諾を得た範囲を超えて使用いたしません。
4, お客様より収集させていただいた個人情報は、お客様の許可なく当社、当社関連会社以外の第三者に開示することはありません。
5, お客様から収集させていただいた情報を統計化した情報（購読者の平均年齢など）を第三者に開示することがあります。
6, お客様から収集させていただいた個人情報は、当社の新商品・サービス等のご案内に利用させていただきます。
7, メールによる情報、雑誌・書籍・サービスのご案内などは、お客様のご要請があればすみやかに中止いたします。

◆ダイヤモンド社より、弊社および関連会社・広告主からのご案内を送付することがあります。不要の場合は右の□に×をしてください。　不要 □

①本書をお買い上げいただいた理由は？

（新聞や雑誌で知って・タイトルにひかれて・著者や内容に興味がある　など）

②本書についての感想、ご意見などをお聞かせください

（よかったところ、悪かったところ・タイトル・著者・カバーデザイン・価格　など）

③本書のなかで一番よかったところ、心に残ったひと言など

④最近読んで、よかった本・雑誌・記事・HPなどを教えてください

⑤「こんな本があったら絶対に買う」というものがありましたら（解決したい悩みや、解消したい問題など）

⑥あなたのご意見・ご感想を、広告などの書籍のPRに使用してもよろしいですか？

1　実名で可　　2　匿名で可　　3　不可

※ご協力ありがとうございました。

【内臓脂肪がストンと落ちる食事術】106488●3550

は足りないので、二尾食べます。副菜は葉物野菜のサラダ、ゆで卵にマヨネーズで作られた市販のタルタルソース（低糖質です）をかけて食べています。

あとは野菜で具だくさんにしたみそ汁を飲んでいます。みそ汁の代わりに、生協で買った糖質がごく微量のフリーズドライたまごスープを飲むこともあります。

夜は自宅でしゃぶしゃぶ、鍋、鉄板（ホットプレート）焼きのいずれかです。

牛肉や豚肉を昆布だしでしゃぶしゃぶにしたり、同じく昆布だしにタラ、ブリ、ホタテなどを入れて海鮮鍋にしたりします。

味つけは、糖質が多い市販の「ごまだれ」ではなく、糖質オフのポン酢が定番です。一般的なポン酢は１００ｇあたり「糖質12ｇ」を含みますが、私が愛用している糖質オフのポン酢は糖質を60％カットしています。

鉄板焼きには卓上のホットプレートを使います。鍋と同じように肉や魚介類、

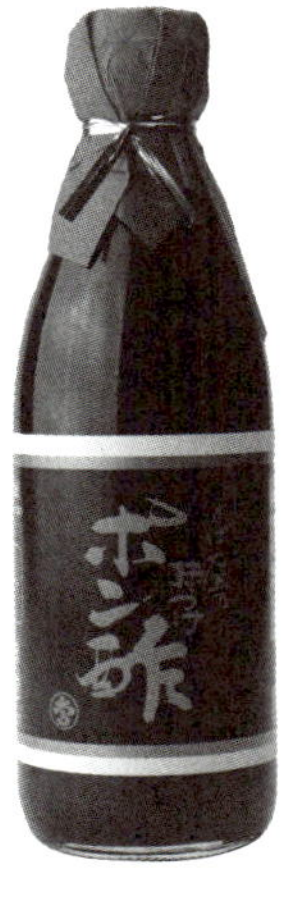

糖質オフの
「とば屋の味つけポン酢」

それにタマネギやナスなどの野菜、シイタケなどのキノコを焼いて食べています。味つけはシンプルに**塩コショウ**が定番です。

ニンジンは、豚汁のサトイモと同様に根菜類で、糖質が気になるので少量しか食べません。

冬場には**おでん**を食べることもあります。糖質が多い練《ね》り物は食べません。**卵**、**大根**、**がんもどき**、**豆腐**、**牛すじ**など、糖質が少ないものを食べます。

また、**すき焼き**を楽しむこともあります。すき焼きには通常「割り下」に砂糖を使いますが、わが家では砂糖の代わりに、血糖値を上げない糖アルコールの**エリスリトール**（果物などの天然甘味成分）から作られた**『ラカントS』（サラヤ）**というものを使っています。

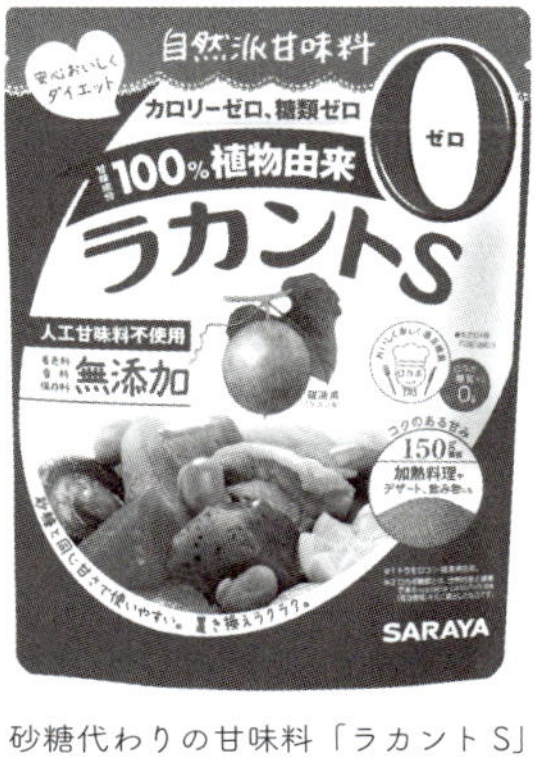

砂糖代わりの甘味料「ラカントS」

▼水曜日・木曜日

水曜日と木曜日は午前中から高雄病院での診療で、昼食は患者さんにお出ししている糖質制限の給食（糖質10～12g程度）を食べています。

水曜日は「夜診」を終えるのが、午後8時頃になります。妻が仕事を終えてから娘も合流して、家族3人で午後9時前後から『やいたん』というお好み焼き店に行くことが多いです。

「えっ、お好み焼きって小麦粉（糖質）を使っているのでは？」と驚かれたかもしれません。しかし、わが家ではお好み焼き店で、お好み焼きを頼みません（2度驚かれたかもしれませんね）。あくまで「鉄板焼き」のお店として利用しているのです。

前菜に**冷や奴**、**だし巻き卵**、**生キャベツ**など、主菜に**ピリ辛ソーセージ**、**チーズトマトオムレツ**、**豚平焼き**《とんぺい》、**サンマ**、**野菜炒め**などを注文して、家族でシェアします。

お店側にとっても、お好み焼きで満腹になるよりも、あれこれと単品オーダーするほうが客単価は高くなっているはずですから、迷惑ではないはずです（笑）。

たまにステーキハウス『フォルクス』に行くこともあります。

ここでは**ヒレ**や**サーロイン**のステーキ200gを注文し、セルフサービスで食べ放題の**サラダバー**を追加します。糖質が少ない葉物野菜やブロッコリーなどの緑黄色野菜を中心に、バランスよく自分で盛りつけます。それでも少し足りないと感じたら、**鶏のグリル**を頼んで家族でシェアします。

ステーキやグリルに付随する根菜類の**ジャガイモ**、**ニンジン**は、やはり糖質が多いので食べません。

スープバーも、糖質が多い**ポタージュ**、**クリームスープ**は飲みません。

木曜日の夜は、火曜日と同じように、自宅で鍋や鉄板焼きをします。

金曜日・土曜日

金曜日と土曜日は、朝から江部診療所で外来診療です。

昼食は、インターネットで購入して冷蔵庫に入れてある冷凍の糖質制限食を、電子レンジでチンして食べています。

頻繁に食べているのは、糖質制限食の通販サイト『糖質制限ドットコム』（www.toushitsuseigen.com）のビーフシチューやハンバーグです。

糖質オフのビーフシチューは「糖質1・2g」、煮込みハンバーグは「糖質2・8g」。ボリュームがあるので、主食や副菜をつけなくても満腹になります。

『糖質制限おたるダイニング』（www.ofk-ec.com）の「牛丼」や「カツカレー」もお気に入りで食べています。ご飯の代わりに「大豆米」を使っており、牛丼で「糖質11・０g」、カツカレーで「糖質９・７g」に収まります。

金曜日の夜は自宅で食べることもありますが、家族で外食もします。よく行くのは自宅から徒歩で行ける小料理店です。

よく注文するのは**刺し身**、**サーモンのバター焼き**、**丹波地鶏の炭火焼き**、**エビとアボカドのタルタル**、**ネバネバ系のイカオクラ納豆**、**野菜サラダ**などで、ご飯やそばなどは食べません。また、ボトルキープしてある焼酎《しょうちゅう》を飲んでいます。

土曜日の夜は、家族と自宅で鍋か鉄板（ホットプレート）焼きです。金曜日に自宅で食べたときは、土曜日を外食にすることもあります。

日曜日

日曜日は休みなので、昼も夜も自宅で食べています。内容は火曜日、木曜日、土曜日とだいたい同じです。土曜日に鍋をしたら、残りを昼に食べることもあります。

私は週末を中心に年30回ほど、全国各地で講演をしています。講演テーマは糖質制限ですから、主催者が懇親会を開いてくれるときも、焼き鳥店やしゃぶしゃぶ店、ブッフェレストランのように糖質制限がしやすいところを選んでくれます。

肉の量は気にせず、お酒は日々楽しむ

ざっと私の1週間の食事を紹介しましたが、「肉」をたくさん食べていることにお気づきかと思います。

「肉の食べすぎは体に悪い」「肉は太りやすい」と信じている人も多いようですが、肉は糖質がほぼゼロで、なおかつたんぱく質、脂質、ビタミン、ミネラルと栄養素の宝庫ですから、私は気にせずたくさん食べています。

肉の食べすぎは、がんのリスクを上げるという報告もあります。とくに問題になっているのは、赤肉（牛肉、豚肉、羊肉など）、加工肉（ハム、ソーセージ、ベーコンなど）ですが、これには賛否両論あります。

国際がん研究機関では、赤肉と加工肉に、おもに大腸がんのリスクを上げる可能性があると指摘しています。一方、日本の国立がん研究センターでは、日本人の平均的な摂取量であれば、赤肉や加工肉の摂取が大腸がんのリスクを上げる可能性はないか、あっても小さいとしています。

私自身は、糖質制限をしていれば肉の摂取量は気にする必要はないと考えています。

こうした大腸がんのリスクは、いずれも糖質を普通に摂っている人のデータから導かれたものです。そもそも糖質の過剰摂取が、がんを招くのです（１１３ページ参照）。赤肉や加工肉の摂りすぎに糖質過多が加わると、発がんリスクが高まると考えられますが、糖質制限をしていればそのリスクは激減します。

しかし、加工肉には多くの添加物が含まれています。１つひとつの添加物が安全でも、それが複数同時に入って体内で作用すると、何をしでかすか予測不可能です。**私も加工肉は、あまり摂りすぎないように気をつけています。**

お酒は、日々嗜《たしな》んでいます。その日の診療と食事を終え、日課となっているブログ『ドクター江部の糖尿病徒然日記』（koujiebe.blog95.fc2.com）の記事を書いてから、天日干しのスルメやクルミをかじりながら、ちびちびと飲むのが至福の時なのです。まずは糖質ゼロの発泡酒を1本飲み、その後は同じく糖質ゼロの焼酎（水割り）を2、3杯ほど飲んでいます。

夜中に尿意で目覚めることがなく、翌朝もお酒が残っていることはありませんから、私の体にとっては適量だと思っています。

"できる人は1日1食もおすすめ

私は1日2食ですが、断食の時間は長いほうが血糖値が安定して健康効果が高いです。1日1食にすると、ほぼ24時間断食することになりますから、さらに効果的です。「1日1食はさすがに辛《つら》そう」と思うかもしれませんが、糖質制限をしていると、1日1食でもさほど空腹感は生じません。ご飯などを食べて糖質を摂るから、血糖値が急上昇して、それが急下降したときに強い空腹感が生じるのです。

糖質制限をして血糖値の乱高下がなく安定していると、強い空腹感には襲われなくなります。

なぜ、そう断言できるかというと、私自身が34歳のときに1日1食を3か月ほど実践して、強い空腹感が生じないことを実体験したからです。

ではなぜ、そのまま1日1食を続けず、1日2食に戻したのかというと、理由は単純です。食事の回数が減ると、人生が寂しくなると思ったからです。

人生において、食事は大きな楽しみでもあります。その楽しみが1日1食だと1日2食の半分に減ってしまいます。

仮に34歳から100歳まで生きるとすると、ざっと2万4000回ほど食事の楽しみを失ってしまう計算になります。

糖質ときっぱり縁《えん》を切っても、牛肉、豚肉、鶏肉、魚貝類、カニ、エビ、豆腐、ナッツなど、糖質制限的にもOKで、美味しい食べ物は山ほどあります。それらを食べる機会が減るとなると、1日1食では人生が寂しくも感じられます。

そうした個人的な思いから私は1日2食にしていますが、1日1食もおすすめです。**健康増進のためには、1日3食より1日2食、1日2食よりも1日1食のほうが効果的なのです。**

1日1食にするなら、夕食だけにするのがベストです。

私たちの体は睡眠中、日中に酷使《こくし》した心身を修復しています。夕食を抜くと、心身を回復するために必要な栄養素が足りなくなることがあるので、1日1食の場合、夕食を食べておくといいのです。

夕食で摂ったたんぱく質で、睡眠中に筋肉がリカバリーされます。これはトレーニングをしている人の筋力アップにも効果的です。

糖質過多で1日2食は危険です

1日3食より1日2食、1日2食よりも1日1食がいいのは、糖質制限をしている人だけです。

糖質をたくさん摂っているのに、食事の回数を減らすのは、健康的でないどころか健康被害が拡大します。

糖質過多の食事をすると、空腹時間が長引くことはマイナスに作用するのです。

食事の回数と種類による血糖値の変化

健康な状態

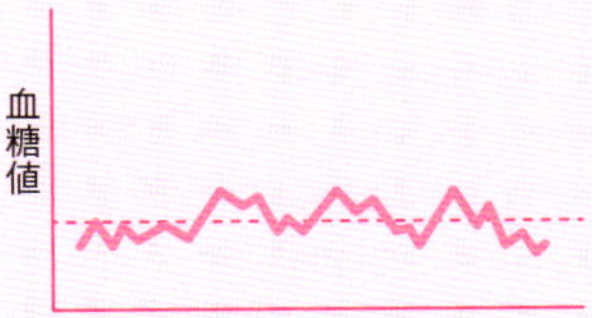

血糖値スパイク

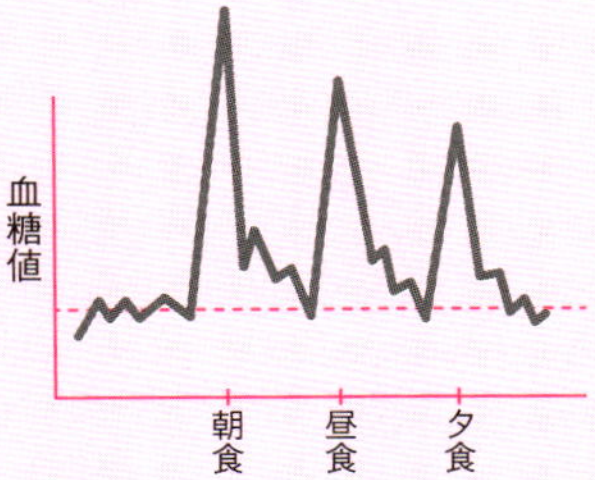

白米と焼き肉の血糖値スパイクを比較

鎌倉女子大学　成瀬宇平医学博士　作成

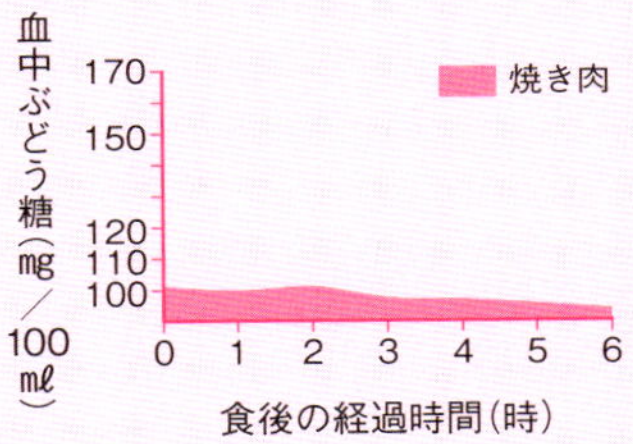

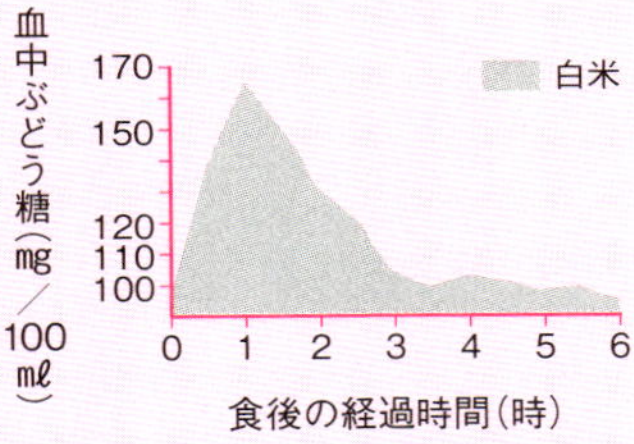

白米では血糖値が急激に上昇
１日に何度も糖質をとると
そのたびに血糖値スパイクが起こる

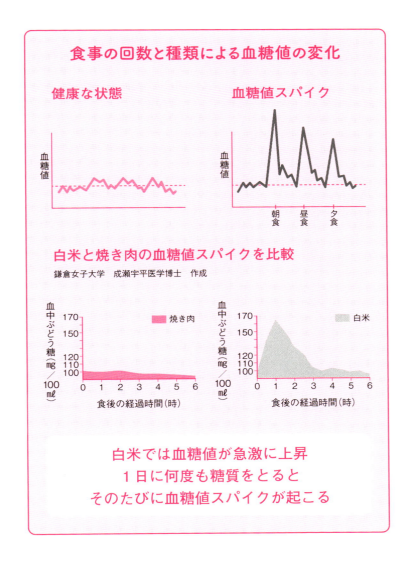

糖質過多は万病のもと、体が錆《さ》びる!?

インスリンはすい臓から常時分泌されています（これを基礎分泌といいます）。基礎分泌は全身の細胞が血糖をエネルギーとして利用するためには、絶対に欠かせないものです。それだけに自己免疫疾患などによりすい臓でインスリンを分泌する細胞が壊れてしまった１型糖尿病の患者さんは、インスリンを注射しないと半年ほどで亡くなってしまいます。

糖質過多の食事をすると、急上昇した血糖値を下げるために、普段の10～30倍ものインスリンが大量に分泌されます。ところが内臓脂肪がたまると、インスリンの効き目が落ちるインスリン抵抗性が生じ、質を量で補おうとインスリンの分泌量がさらに増加します。こうして、つねに大量のインスリンが血液中にあふれている状態を高インスリン血症といいます。

高インスリン血症になると、体内で万病の元となる有害な酸化が進みます。インスリンが増えると酸化を進める有害な活性酸素も増えてしまうからです。

長い空腹時間を経てから大量の糖質を摂取すると、最低レベルまで下がっていた血糖値が一気に急上昇します。すると、空腹時と食後の血糖値の差が大きい**血糖値スパイク**という最悪の状態を招き、血管に大きなダメージを残してしまいます。

血糖値が急上昇すると、それを下げるためにすい臓から大量のインスリンが分泌されます。これが毎食のように繰り返されると、やがてすい臓が疲弊してインスリンを分泌する機能が低下してしまいます。

血糖値を下げるホルモンは人体にインスリンしかありませんから、これでは糖尿病になってしまいます。

要するに糖質過多の食事をしている限り、1日3食でも1日2食でも1日1食でも、健康被害が生じるということです。

子ども糖質制限&１日２食がいい

糖質制限食は、ぽっと出の目新しいダイエット法ではありません。ちょっと仰々《ぎょうぎょう》しくいうと**「人類７００万年の歴史を受け継ぐ、ヒトという動物の生理に則した食事」**なのです。私たちにとって**正解の食事**です。

さらに、大人には適するけれど、子どもには適さないということもありません。

近年は糖質の過食と運動不足により、子どもにも内臓脂肪型の肥満や糖尿病が増えてきました。

糖質制限は大人だけでなく、子どもの肥満や糖尿病も予防し、改善します。

小学校や中学校に通っていると、子どもは昼食を抜いたり、給食で糖質制限をするわけにもいきません。保護者が手作りするお弁当なら糖質制限もできるでしょうが、給食だと糖質をカットするのが難しいです。この点に関しては今後、理解を示す学校が増えることを期待しています。

糖質制限とともに、1日2食も子どもにおすすめです。その場合、やはり夕食は摂っておきたいので、朝食抜きの1日2食がいいでしょう。

ときに「子どもが朝食を抜くのはけしからん」というお叱りを受けることがあります。その根拠になっているのは、朝食を食べないと（朝食を食べるより）、学校の成績が低いという調査報告があることです。

しかし、これは眉《まゆ》に唾《つば》をつけなくてはいけません。

この報告は、一般的には次のように解釈されています。

「脳のエネルギー源は糖質（ブドウ糖）だけだから、朝食でご飯やパンなどをしっかり食べてブドウ糖を摂ると、脳がきちんと働くようになるので成績がよい」

医者や栄養士でも「脳の栄養素は糖質（ブドウ糖）だけだから、糖質制限をすると脳が働かなくなる」と信じている人がいますが、**脳のエネルギー源が糖質（ブドウ糖）だけというのは明らかな間違いです。**

脳を作っている**神経細胞**は、糖質だけでなく脂質（脂肪酸）から生じる**ケトン体**という物質もエネルギー源にしています。ケトン体は糖質制限をすると増えてきますが、そのケトン体が脳のエネルギー源になります。

そもそも糖質制限をしても、肝臓で**たんぱく質（アミノ酸）**などから糖質（ブドウ糖）を作る**糖新生**《とうしんせい》という作用によって**血糖**の値は正常に保たれます。

生まれたばかりの新生児も、脳の重要なエネルギー源としてケトン体が使われていることがわかっています。

もし糖質制限をして頭がぼーっとするとしたら、糖質と同時にカロリー制限をするなどして、エネルギー不足になっていることが原因です。

糖質制限で成績が下がるという説には、科学的な根拠がなんらありません。

この報告を私なりに解釈するなら、次のようになります。

「朝食なしのグループでは夜更《よふ》かしをしたり、保護者が朝食を用意しないなど、家庭環境や生活習慣が乱れており、学習に身が入らない状況。朝食ありのグループは家庭環境と生活習慣が整っており、勉強時間も十二分に取れているため、成績は相対的に高くなる」

子どもが糖質制限で成績アップ

もうちょっと、子どもの糖質制限について話をしましょう。というのも、子どもが糖質制限をしても「本当に大丈夫なのか？」「効果があるのか？」と心配な人が多いと思うからです。

そうした心配を払拭《ふっしょく》するうえで参考になるのは、北九州の学習塾「三島塾」の実例です。

塾長の三島学さんは、ご自身が糖質制限を実践して糖尿病を克服しました。その効果を実体験したことを踏まえて、塾に通ってくる保護者と子どもに糖質制限を指導しています。

きっかけは、糖質制限を始めて驚くほど元気になった三島さんを間近で見ていた塾生から、「先生の糖質制限を自分たちにも教えてほしい」と頼まれたことでした。そこで三島さんは、子どもが大好きな**お菓子**、**ジュース**はもちろん、**ご飯**、**パン**、**麺類**といった主食を極力食べないように指導しました。大人の糖質制限と同じことです。

その代わりに**肉**、**魚**、**卵**、**チーズ**、**バター**、**野菜**など、糖質制限的にＯＫな食材をたくさん食べるように指導したのです。

成長期の子どもには、糖質は必要不可欠だと考える医師や栄養士は多いです。しかし、子どもの成長に欠かせない栄養素は、糖質とは違って体内では作り出せないたんぱく質と脂質、それにビタミン、ミネラル、食物繊維です。

血液で酸素を運んでいる**赤血球**のように、糖質（ブドウ糖）しかエネルギー源にできない細胞もありますが、そのブドウ糖は肝臓の**糖新生**という働きでいくらでも作り出せますから、わざわざ食事で摂らなくていいのです（乳幼児はこの糖新生の働きが未熟なため、母乳に含まれる**乳糖**《にゅうとう》で補っています）。

糖質制限で血糖値が安定すると、集中力もやる気も高まるため、勉強にも熱心に打ち込めるようになります。逆に糖質過多だと血糖値の乱高下が生じて、集中力もやる気も低下しがちです。

集中力を保てず、不注意をおもな症状とする**注意欠陥多動性障害（ＡＤＨＤ）**の子どもの増加が教育問題となっています。ＡＤＨＤと診断される子のなかには、糖質過多による血糖値の乱高下が関係するケースが少なくないと考えられます。

糖質制限を導入した三島塾では、子どもたちに次のような効果が現れています。

- 居眠りがなくなり、集中力が高まって勉強がどんどん進むようになった
- 偏差値が上がり、難関大学やトップ校に合格する子どもたちが増えた
- アレルギー体質、アトピー性皮膚炎、冷え性といった体調不良が改善した

子どもは成長にともなって、必要な摂取カロリー量が右肩上がりに増えます。そのため、単純に糖質制限をするだけだと、摂取カロリーが不足することも考えられます。その点は成長期を終え、必要な摂取カロリーが年を取るとともに下がっていく大人との大きな違いです。

子どもの場合、糖質制限をすると同時に、たんぱく質と脂質をたくさん摂り、カロリー摂取が減らないように大人以上にくれぐれも気をつけてください。

１日３食は正しくない

１日３食を規則正しく食べるのが健康的とされています。そう学校で指導されたという人も多いですから、１日３食が当たり前だと思っていることでしょう。

しかし、**１日３食が健康にいいという証拠はどこにもありません。**

序章の冒頭でお伝えしたように、**私自身はもう35年以上１日２食で超健康体です。**

これも、人類の歴史をさかのぼってみればわかることです。

人類の歴史は７００万年であり、米や小麦などの農耕を始めたのは１万年前、それ以前の約７００万年は、狩猟・漁労・採集の日々を送っていました。

そんなご先祖様が、１日３食をきちんと食べていたと思いますか？

獲物が手に入ったときにたらふく食べて、それ以外は何日もひもじい思いをするのが当たり前の生活だったはずです。人類の歴史は、飢餓《きが》との戦いだったのです。

１万年前に農耕を始めて定住するようになり、ようやく食べ物を貯蔵できるようになり、定期的に食事ができるようになりました。それでも、１日３食は食べていなかったに違いありません。それだけ豊富に食べ物がなかったからです。

日本人は長い間、1日2食が普通でした。佐伯栄養専門学校の星屋英治氏によれば、**少なくとも江戸時代までは1日2食でした。贅沢《ぜいたく》な暮らしをしていると思われがちな貴族社会でも、1日2食が普通だったのです。**

宮中における日々の行事などを記した後醍醐《ごだいご》天皇撰の『日中行事』には、「朝の御《ご》膳《ぜん》は午《うま》の刻《こく》なり。（中略）申《さる》の刻に夕の御膳まいる」という記載があります。**「朝食は午の刻（正午）で、夕食は申の刻（午後4時）だった」**ということです。

朝起きてひと働きしてから、正午くらいに朝食を食べ、もうひと働きしてから、日が落ちる前に夕食を食べて眠る――これが自然な生活リズムだったのでしょう。

鎌倉時代以降、武士の間では戦《いくさ》でのエネルギーを補給するため、1日3食にする者も現れましたが、これは例外的。庶民や貴族は、ずっと1日2食だったのです。

いつから1日3食になったのか？

庶民が1日3食になったきっかけは、江戸時代の「明暦《めいれき》の大火」（1657年）という説があります。

焼失した江戸の町並みを復興するため、江戸幕府が全国から大工や職人を大勢集めて、朝から晩まで急ピッチで働かせました。

このときに従来の朝食と夕食だけでは体力が持たなかったため、昼にも食事を出すようになり、1日3食の習慣が広まっていったといわれます。

全国的に1日3食が定着したのは、明治維新後に軍隊ができたのがきっかけでした。陸軍に兵隊を集めるため、1日3食を提供することで「白米が毎日3回食べられる」ことを売りに、貧しい農家の次男坊や三男坊を募集したのです。

その後、1920年に国立栄養研究所が開設されて、初代所長に佐伯矩《ただす》博士が任命されます。

その佐伯博士が栄養士制度を発展させるため、1924年に設立した〝世界初の栄養学校〟が、前出の佐伯栄養専門学校。日本で1日3食が積極的に奨励《しょうれい》されるようになったのは、1935年にその佐伯博士が提唱したことに始まるとされています。

イギリスやフランスなどのヨーロッパ諸国では、日本の戦国時代にあたる15～16世紀頃に、それまでの1日2食から1日3食に移行したとされます。
朝食は英語で「breakfast」ですが、1日の最初の食事＝断食（fast）を破る（break）を意味していたのが転じて朝食という意味になりました。
必ずしも朝起きたタイミングで食べていたわけではなく、当初の「breakfast」は日本の貴族たちと同じように、ひと仕事終えたあとの正午頃に食べていたのかもしれません。

いずれにせよ、日本でもヨーロッパ諸国でも1日3食の歴史は、ごく浅いことに変わりありません。

1日3食が規則正しい食生活の基本であるという主張は、こうした歴史的背景を無視した根拠のない幻想にすぎないのです。

こういう歴史的事実を知れば、1日2食がなんらおかしなことではないと納得していただけるでしょう。

COLUMN

本当に怖い「血糖値の乱高下」①

お腹が空いているときに、糖質を含む食事を摂ると、食後に血糖値が一気に上がります。

このように空腹時の血糖値と、食後の血糖値の差が大きな状態を**血糖値スパイク**と呼びます。スパイクとは棘《とげ》という意味であり、血糖値の上下が棘のように鋭いことから名づけられました（医学的には**グルコース・スパイク**といいます）。

高血糖状態がずっと続いている状態より、空腹時と食後で血糖値が鋭く乱高下する血糖値スパイクのほうが、血管を傷つけるリスクは高いです。

血糖値スパイクは有害な**活性酸素**の発生を促し、それが血管の壁を傷つけて**動脈硬化**のきっかけを作ってしまいます。活性酸素が体内の細胞を傷つける**酸化**は、動脈硬化以外にも、がんや認知症、老化などの引き金と考えられます。前述した**AGEs（終末糖化産物）**も酸化を進めます。

空腹時と食後の血糖値の落差が大きい血糖値スパイクは通常、糖尿病の患者さんに見受けられます。しかし、**血糖値が正常な健常人でも、糖質過多の食事をしていると、小さな棘ともいうべき「ミニ血糖値スパイク」の害から逃れられません。**

血糖値を下げるインスリンがさっと出せる健常人でも、ご飯茶碗１杯の定食を食べると一度に60ｇ前後の糖質が入り、食後の血糖値は一時的に160mg／dℓを超えることがあります。

かつては食後の血糖値は180mg／dℓを超えなければ大丈夫とされていましたが、食後高血糖のダメージの大きさが明らかになるにつれて、現在は食後１～２時間の血糖値が160mg／dℓを超えると危険とされています。

第2章

内臓脂肪を劇的に減らす

「糖質」を控えるだけ

食べトレは糖質制限と、朝食抜きの１日２食の組み合わせですが、内臓脂肪を劇的に減らすことはもちろん、万病も遠ざけます。

糖質制限は極めてシンプルです。ご飯、パン、麺類などの主食、それにお菓子や甘い清涼飲料水などに多く含まれている**糖質**の摂取をできる限り控えます。

肝心なのは、これだけです。

食べるとカロリー（エネルギー）になる**３大栄養素（たんぱく質、脂質、糖質）**のうち、標準的な日本人はエネルギーの60％くらいを糖質から大量に摂取しているのが現状です。その糖質を制限する代わりに、たんぱく質や脂質を〝しっかり摂る〟のが基本となります。

糖質が多い食べ物は控えて、糖質がほぼ含まれていない**肉類**、**魚介類**、**卵**、**豆腐・納豆などの大豆食品**、**野菜**、**キノコ類**、**海藻類**などをしっかり食べるということです。

「糖質」と「炭水化物」はどう違う？

学校でも習った**3大栄養素（たんぱく質、脂質、糖質）**は、私たちの体のエネルギー源です。逆にいうと、体のエネルギー源となるのは、この3大栄養素が主ということです（ビタミン、ミネラルはエネルギーになりませんが、食物繊維は小腸から吸収されずに、腸内細菌が少量のエネルギーを作ります）。

「糖質」と「炭水化物」はよく混同されますが、公式にすると明確になります。

糖質＝炭水化物－食物繊維

コンビニやスーパーに並ぶ食品パッケージの**栄養成分表示**に、「炭水化物2.2g」「食物繊維0.4g」と表示されていたら、「炭水化物2.2g－食物繊維0.4g＝糖質1.8g」となります。

栄養成分表示

エネルギー	29kcal
たんぱく質	0.4g
脂質	2.2g
炭水化物	2.2g
-糖質	1.8g
-食物繊維	0.4g
食塩相当量	0.002g

炭水化物

糖質 ＋ 食物繊維

メインのおかず**（主菜）**、サブのおかず**（副菜）**、喉《のど》を潤《うるお》してお腹を満たす**汁物**から、たんぱく質、脂質、ビタミン、ミネラル、食物繊維といった糖質以外の必須の栄養素とエネルギーを摂ります。

和食の基本は「ご飯」＋「一汁三菜《いちじゅうさんさい》」とされています。一汁三菜とは、「汁物」＋「主菜1品・副菜2品」のことです。

しかし、糖質制限では基本的にご飯をカットしますから、一汁三菜だけでは低栄養で、なおかつ低エネルギーに陥る恐れがあります。

そこで一汁三菜に、もう一菜プラスして〝一汁四菜〟を基本とします。「主菜2品＋副菜2品」もしくは「主菜1品＋副菜3品」にするということです。

血糖値を上げるのは「糖質」だけです。たんぱく質も、脂質も、ビタミンも、ミネラルも、食物繊維も、血糖値を上げません。

腸内細菌が食物繊維をエサとして短鎖脂肪酸《たんさしぼうさん》という物質を作り、少量のエネルギーとなりますが、これも血糖値は上げません。

あとで詳しく説明しますが、内臓脂肪が増える原因は、脂質ではなく糖質の摂取にあります。

「脂質を摂ったら太る」というのは間違いです。摂ったら太るのは糖質なのです。くれぐれも、この点を誤解しないでください。

ご飯、パン、イモ類、お菓子を控えよう

日本人の成人は、1日あたり平均で「糖質240g」ほどを摂っています。

アメリカ糖尿病学会では、1日あたり「糖質130g」以内に抑える食事を糖質制限食としています。

日本で糖質制限食を広めた高雄病院では、1日あたり「糖質30〜60g」がもっとも

効果的な糖質制限食としていますが、本書では少し緩めて1日あたり「糖質100g」前後を目安とします。

まずはご飯、パン、麺類などの「主食」を控えるのが基本中の基本です。主食は米や小麦といった穀物が原料であり、糖質であるでんぷんをたくさん含んでいるからです。

日本人は糖質の多くをでんぷん食品であるご飯やパンから摂っているので（摂取カロリーの約40％は穀物からです）、主食をカットするだけで糖質も内臓脂肪も劇的に減らせます。

●糖質をたっぷり含んだ主食は控えましょう。

おかゆ、雑炊《ぞうすい》、餅《もち》、チャーハン、リゾット＝米を使ったご飯もの

食パン、フランスパン、ベーグル、クロワッサン＝小麦やライ麦を使ったパン

うどん、中華麺、そうめん、そば、パスタ＝小麦を使った麺類

●主食以外のでんぷん食品の**イモ類**も控えましょう。

ジャガイモ、サツマイモ、サトイモ、ヤマイモ＝イモ類そのもの

ポテトサラダ、肉じゃが、フライドポテト、焼きイモ、大学イモ、サトイモの煮こ

ろがし＝イモ類を使ったおかず
片栗粉、春雨《はるさめ》＝これらもイモ類のでんぷんから作られます

●残念ですがお菓子も控えましょう。

和菓子、洋菓子＝甘みのあるお菓子（砂糖、果糖、ブドウ糖などをたくさん含む）
せんべい、おかき＝米を使った甘みのない（しょっぱい）お菓子
ポテトチップス、コーンスナック＝イモ類や小麦粉、トウモロコシが原料のもの

●ヘルシーな印象があるかもしれませんが……

ドライフルーツ＝果糖がたくさん！
ハチミツ、黒糖、和三盆《わさんぼん》＝砂糖に他なりません

カロリー制限せず、お腹いっぱい食べてOK

「糖質」を控えれば、お腹いっぱい食べても太りません。ごく短期間で適正体重ま

糖質にはいろいろな種類がある

炭水化物

- **糖質** エネルギーになる
- **食物繊維** エネルギーにならない

糖質の種類と主な食べ物

（体内への吸収　速い ↑ ↓ ゆっくり）

単糖類	糖質の最小単位（1つの糖からできていて、これ以上分解できない）体内への吸収消化が速い	ブドウ糖	穀物、根菜類、果物など
		果糖	果物、ハチミツなど
		ガラクトース	牛乳、ヨーグルト、トマト、母乳など
二糖類	単糖が２個結びついたもの	ショ糖	砂糖、さとうきび、テンサイなど
		乳糖	牛乳、ヨーグルト、母乳など
		麦芽糖	麦芽、サツマイモ、水飴など
多糖類	単糖が３個以上結びついたもの　エネルギーを蓄える役割もある	オリゴ糖	味噌、醤油、日本酒など
		でんぷん	穀物、イモ類、豆類など
		グリコーゲン	貝類、エビ、レバーなど

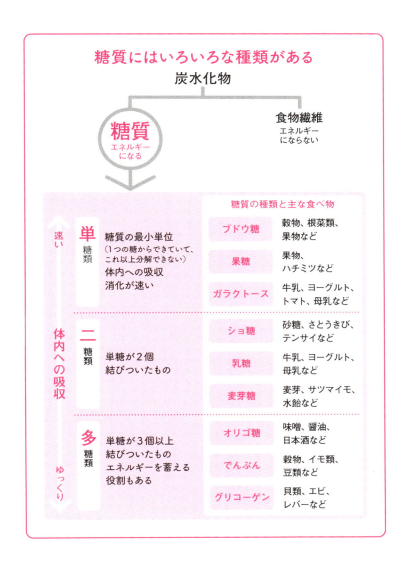

で痩せます。前述の通り、私は17年前に糖質制限を始めてから半年で10kg痩せて、20代の頃と同じ体重（適正体重）になってから、いままで体重が変わっていません。

ダイエットの王道と〝勘違い〟されている**カロリー制限食**は、食事量を極端に減らすので空腹に襲われます。

空腹を我慢《がまん》し続けなければならないので、頑張っても3～6か月程度で挫折するケースがほとんどです。

しかも、糖質を摂っている限り内臓脂肪は減らず、病気のリスクも減りません。

さらには、もとの体重以上に増えてしまうリバウンドという大きなしっぺ返しを喰《く》らいます。

糖質制限食は控えるのは糖質だけで、カロリー制限をしません。お腹いっぱい食べていいです。

「糖質制限で頭がぼーっとする」とか「辛くて続かない」という人は、糖質と同時にカロリーまで制限しているケースがほとんどです。

糖質制限では塩分制限もとくに必要ありません。糖質制限に過剰な塩分制限を加えると、だるくなることがあるので注意が必要です（169ページ参照）。

ダイエットのためにカロリー制限をすると、筋肉や骨の量が減ってしまうので、危険でさえあります。

私たちの体には「摂取カロリー」と「消費カロリー」のバランスを保とうとする働きがあるため、摂取カロリーを減らすと**基礎代謝**《きそたいしゃ》を落として、消費カロリーを減らそうとします。

基礎代謝とは、安静にしているときでも体温や内臓、脳の機能などを維持するために必要なエネルギーのことで、エネルギー消費の60~70%前後を占めています。

この基礎代謝の18%前後は「筋肉」が消費します。摂取カロリーを減らすと、〝省エネ体質〟にしようと筋肉を分解して（減らして）、バランスを保とうとするのです。

筋肉が減るプロセスでは、骨も減少する恐れがあります（このため骨粗しょう症のリスクも高まります）から、カロリー制限は効果がないばかりか危険なのです。

いったん〝省エネ体質〟になってからカロリー制限をやめると、リバウンドを招きます。基礎代謝が落ちたところで摂取カロリーを増やせば、太るのは当然です。

その点、糖質制限はカロリー制限をしませんから、筋肉が減って基礎代謝が低下することも、骨量が減少することも、リバウンドも起こりにくいのです。

カロリーはどれくらい摂ればいいのか？

糖質制限食では摂取カロリーを、さほど気にする必要はありません。

一応の目安としては、厚生労働省の『日本人の食事摂取基準（2015年版）』の「推定エネルギー必要量」が参考になります。推定エネルギー必要量とは、その人が食事から摂るべきカロリーのことです。

必要な摂取カロリーは次ページの表のように「身体活動レベル」（日頃の活動量）に応じて3つの段階を目安とします。

身体活動レベルⅠ（低い）＝座ったり寝たりしている時間が大半を占めている人
身体活動レベルⅡ（普通）＝仕事や家事を日常的にしている人
身体活動レベルⅢ（高い）＝農業や漁業など肉体的な労働が多い人やアスリート

全体の8割の人は、摂取カロリーをあまり気にすることなく、糖質制限をするだけで内臓脂肪を減らせますが、残りの2割の人は例外的に多少のカロリー制限が必要に

推定エネルギー必要量（kcal／日）

性別	男性			女性		
身体活動レベル	Ⅰ（低い）	Ⅱ（普通）	Ⅲ（高い）	Ⅰ（低い）	Ⅱ（普通）	Ⅲ（高い）
18〜29歳	2,300	2,650	3,050	1,650	1,950	2,200
30〜49歳	2,300	2,650	3,050	1,750	2,000	2,300
50〜69歳	2,100	2,450	2,800	1,650	1,900	2,200
70歳以上	1,850	2,200	2,500	1,500	1,750	2,000

厚生労働省「日本人の食事摂取基準（2015年版）」より

なることもあります。

１割は**基礎代謝が異常に低い**ケースで、大半は女性です。過去にカロリー制限とリバウンドを繰り返して筋肉量が非常に少なくなっているため、基礎代謝が異常に低いケースが多いです。こういう人は、摂取カロリーを１日１００〜２００㎉ほど減らしてください。

残りの１割は**極度の大食い**のケースで、糖質が少ないナッツは食べてＯＫだというと、間食に２袋でも、３袋でも食べてしまうような人のことです。

糖質制限をすれば、お腹いっぱい食べてもいいとはいえ、極度の大食いは要注意です。身体活動レベルも低い人は、摂取カロリーを普通にしましょう。

「たんぱく質」はどう増やす？

同じ3大栄養素でも、糖質と違って、たんぱく質と脂質は食事から摂るべき〝必須〟の栄養素です（糖質が必須でないことは、134ページで詳しく説明します）。

たんぱく質は**肉類**、**魚介類**、**卵**、**大豆・大豆食品**など、脂質は上記に加えて、**バター**、**オリーブオイル**などから、しっかり摂りましょう。

たんぱく質は、筋肉、骨、皮膚、血管といった全身を作っている栄養素です。代謝に関わる**酵素**、外敵と戦う**抗体**などの材料でもあります。

たんぱく質は、20種類の**アミノ酸**が50個以上結合してできています。

このうち9種類は体内では自ら作れないので、食事から摂取するべき**必須アミノ酸**です（**必要アミノ酸**、**不可欠アミノ酸**ともいわれます）。

この必須アミノ酸をバランスよく含んでいるのが、肉類、魚介類、卵、大豆・大豆食品なのです。**これらのたんぱく源に、糖質はほぼ含まれていません**。

カロリー制限食では「肉を食べると高カロリーだから太る」とばかりに**ステーキ**、

たんぱく質は20種類のアミノ酸からできている

必須アミノ酸

トリプトファン
リシン
メチオニン
フェニルアラニン
トレオニン
バリン
ロイシン
イソロイシン
ヒスチジン

体内では自ら作ることができないので、食べ物から摂る必要がある

非必須アミノ酸

アルギニン
グリシン
アラニン
セリン
チロシン
システイン
アスパラギン
グルタミン
プロリン
アスパラギン酸
グルタミン酸

体内で自ら作れるので、必ずしも食べ物から摂る必要がない

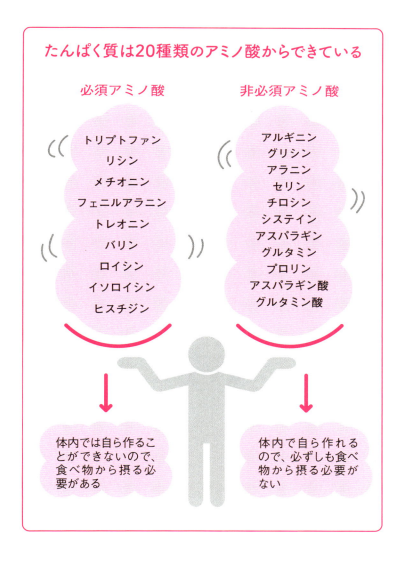

焼き肉、**竜田揚《たつたあ》げ**、**豚肉の生姜《しょうが》焼き**といった人気のおかずは敬遠されますが、糖質制限食ではいずれもＯＫです。

たんぱく質と脂質が多い料理は満足度も高く、お腹が空きにくいので、糖質制限食は続けやすいのです。

●大豆・大豆食品（魚介類や肉類と比べれば糖質を少々含みますが許容範囲）
木綿《もめん》豆腐１／２丁（２００ｇ）＝糖質２・４ｇ
納豆１パック（50ｇ）＝糖質２・７ｇ

●大豆以外の豆類（糖質を比較的多く含んでいるので食べないかごく少量に）
ゆでヒヨコ豆（12ｇ）＝糖質１・９ｇ
ゆでインゲン豆（20ｇ）＝糖質２・３ｇ
ゆでエンドウ豆（15ｇ）＝糖質２・６ｇ

大豆が原料の「豆乳」も糖質が少し含まれているので、１日コップ１杯（２００㎖）までにしておくといいでしょう。

●乳製品（「チーズ」が糖質をほぼ含まない良質なたんぱく源）

ナチュラルチーズ（20g）＝糖質0・2g
プロセスチーズ（20g）＝糖質0・3g
牛乳（210g）＝糖質10・1g

牛乳も必須アミノ酸のバランスのいいたんぱく源で、不足しがちなカルシウムも豊富ですが、コップ1杯（200㎖）に「糖質10g」ほど含まれています。

牛乳はコップ半分（100㎖）程度にしておくといいでしょう。

コンビニやスーパーでは、普通牛乳とは別に低脂肪乳が売られています。一見するとヘルシーなように思えるかもしれませんが、普通牛乳より糖質が多めです。

また、日本人は欧米人に比べて牛乳に含まれる糖質（乳糖《にゅうとう》）を分解する酵素（ラクターゼ）が少なく、飲むとお腹がゴロゴロしてしまう人が多いですから要注意です。

ヨーグルト（100g）＝糖質5g

ヨーグルトは乳酸菌などの善玉菌が腸内環境を改善して、内臓脂肪を減らすのに貢献します。無糖タイプなら１００ｇで「糖質５ｇ」前後ですが、１パック４００ｇを一度に食べると「糖質20ｇ」にもなります。

ヨーグルトは１食１００ｇ程度にしておくといいです。

「脂質」はどう増やす？

脂質は、全身に37兆個もあるとされる細胞を包んでいる**細胞膜**、左右の**腎臓**《じんぞう》の上にある**副腎**《ふくじん》から分泌する**ステロイドホルモン**などの原料としても重要です。

脂質のなかでも**α**《アルファ》**・リノレン酸**は体内で自ら作れないため、食事から摂取するべき**必須脂肪酸**です（サラダ油や加工食品などに多く含まれる**リノール酸**も必須脂肪酸ですが、こちらは摂りすぎによる弊害《へいがい》が心配されます）。

健康食品のＣＭでよく見聞きする**ＥＰＡ（エイコサペンタエン酸）**と**ＤＨＡ（ドコサヘキサエン酸）**は、体内でα・リノレン酸から作られますが、人体では必要量を満たすのが難しいので、必須脂肪酸に準じた扱いを受けています。

α-リノレン酸は**エゴマ（シソ）油**、**アマニ油**、EPAとDHAは**イワシ**、**サバ**、**アジ**、**サンマ**などの青魚、**マグロ**などに多く含まれています。

植物油は糖質ゼロです。摂りすぎによる弊害が心配されるリノール酸の多い**サラダ油**はなるべく避けて、**調理には少々割高でもエゴマ（シソ）油やオリーブオイル（未精製のエキストラヴァージン）を使うようにしましょう。**

主成分が脂質の**マヨネーズ**、**バター**は、高カロリーなのでカロリー制限のダイエットでは敬遠されますが、糖質を含まないため、糖質制限では気にせずに摂って大丈夫です。

マヨネーズの主な原料は**食用油**、**卵**、**酢**で、日本では卵黄（卵の黄身）のみを使ったものが主流です。卵黄タイプのマヨネーズは、大さじ1杯（15cc）で「糖質0・2g」とごく微量ですから、野菜サラダなどにたっぷりかけても問題ありません。

「80%カロリーカット」など、カロリーを抑えたタイプのマヨネーズもありますが、糖質が多めになるので、ノーマルタイプのほうがおすすめです。

脂質の性質は脂肪酸で決まる

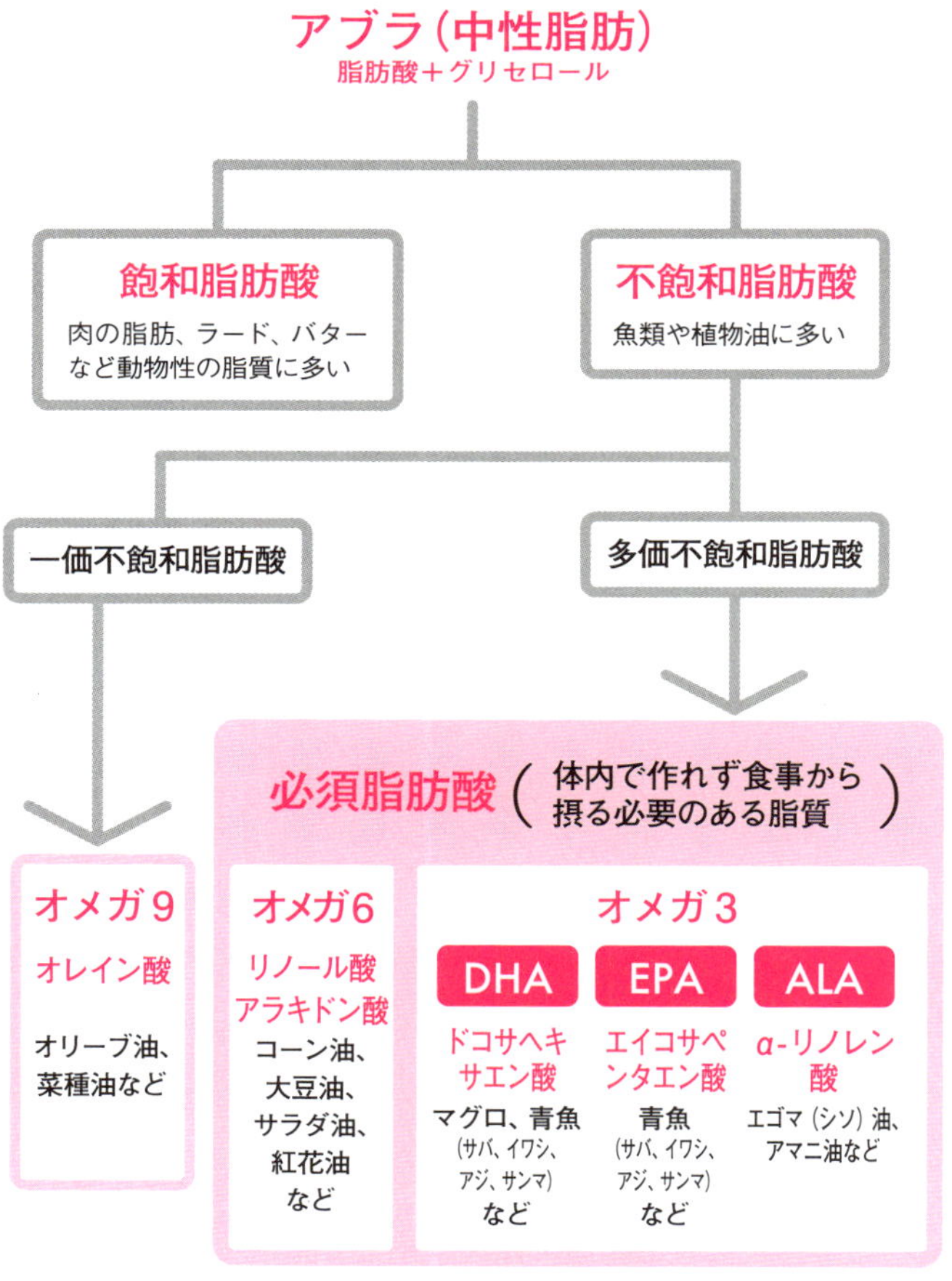

バターは、牛乳から分離したクリームを練って固めたものです。**食塩を含む「有塩タイプ」と食塩を含まない「無塩タイプ」がありますが、どちらも糖質ゼロです。お好みでどちらを使ってもいいでしょう。**

かつては「動物性のバターよりも、植物性のマーガリンのほうが健康的」などといわれていましたが、マーガリンには**トランス脂肪酸**という人工的に作られた有害な脂質が含まれていますから、控えたほうが無難です。

3つのコースから選ぼう

私が実践している食べトレ「糖質制限×1日2食（朝食抜き）」をベースに、具体的な食事法を紹介しましょう（朝はコップ1杯分の水分補給が目安です）。

【昼食・夕食ともに糖質制限コース】

1日2食とも、ご飯やパンなどの主食、それ以外の糖質が多い食品をすべて控えます。内臓脂肪を減らすダイエット効果や糖尿病の治療効果が極めて高く、もっともおすすめのコースです。1食あたりの摂取量の目安は**糖質10～20g**。私自身、これを2002年から17年続けています。

【夕食だけ糖質制限コース】

夕食だけ糖質制限（糖質10～20g）をします。昼食の摂取量の目安は**糖質50～60g**。ご飯なら**「小盛り1杯」**（糖質約44g）、パンなら**「8枚切りで2枚」**（糖質約40g）、そばなら**「1人前」**（乾麺70gで糖質約44g）が目安です。

夕食で糖質をカットするのは、昼食に比べて食後の活動量が少ないからです。血糖の大半は筋肉に摂り込まれて血糖値を下げますが、夕食後は筋肉を動かすような活動が少なく、そのまま就寝することが大半です。そのため、余分な血糖が内臓脂肪としてたまりやすくなるのです。

【昼食・夕食ともにプチ糖質制限コース】

1日2食とも、1食あたりの目安は**糖質50～60g**。ご飯なら**「小盛り1杯」**（糖質約44ｇ）、**パンなら「8枚切りで2枚」**（糖質約40ｇ）、**そばなら「1人前」**（乾麺70ｇで糖質約44ｇ）が目安です。

３つのコースのなかでいちばん制限が緩やかですが、内臓脂肪を減らす効果も限定的です。確実に効果を出したいのであれば、前出の２つを選びましょう。

主食を食べるなら「玄米」「黒米」「赤米」「全粒粉《ぜんりゅうふん》パン」「全粒粉パスタ」「十割そば」など〝黒っぽい主食〟にしましょう。これらは精製度の低い穀類を原料にしており、食物繊維の含有量が多いので、血糖値の上昇を若干緩やかにします。

白米や食パン、うどんといった精製度が高い〝白っぽい主食〟は、食物繊維が除かれている分、体内への糖質の吸収が速く、食べると血糖値が急上昇します。

1日3食の3つのコース

日本における糖質制限の草分けである高雄病院が提案する糖質制限食には、次の３

糖質制限食のエネルギー産生栄養素バランス

コース	糖　質	脂　質	たんぱく質
スーパー糖質制限食	約12%	約56%	約32%
スタンダード糖質制限食	約30%	約45%	約25%
プチ糖質制限食	約41%	約38%	約21%

つのコースがあります。1日3食を前提とするコースですが紹介しましょう。

●スーパー糖質制限食

1日3食でご飯やパンなどの主食を摂らず、それ以外の糖質が多い食品も制限します。1食あたり「糖質10～20g」、1日あたり「糖質30～60g」が目安です。

●スタンダード糖質制限食

夕食と、朝食と昼食のどちらかの1日2食で糖質制限（1食あたり「糖質10～20g」）をします。つまり1日1回だけ、1食あたり「糖質50～60g」を目安に糖質制限を緩めます。1日あたり「糖質70～100g」が目安です。

●プチ糖質制限食

１日３食のうち、夕食だけ糖質制限をします。朝食と昼食は１食あたり「糖質50〜60g」、１日あたり「糖質110〜130g」が目安です。

３つのコースのなかでいちばん制限は緩やかですが、糖質制限食で確実に効果を出したいのであれば、スーパーかスタンダードをおすすめしています。

おかずやデザートはどう食べる？

糖質制限をする分、肉や魚以外にも、サブのおかず（副菜）となる**野菜**、**海藻類**、**キノコ類**などを鍋や鉄板焼き、野菜炒めなどにして増やしましょう。

野菜は全体的に糖質が少なめで、**ビタミン**、**ミネラル**、**食物繊維**、**フィトケミカル**などの有益な栄養素を含んでいます。

フィトケミカルとは、有害な活性酸素に対する**抗酸化作用**など、有益な働きを持つ植物性成分の総称です。

厚生労働省では1日350g以上の野菜を摂ることをすすめています。

野菜のなかでも糖質が少ないのは、

- **キャベツ、白菜《はくさい》、ホウレンソウ、小松菜、ケール、モロヘイヤ**などの葉物野菜
- **ブロッコリー、トマト、ピーマン、パプリカ**なども糖質が少なめ

野菜でも糖質が多めなのは、

- **レンコン、ニンジン、ユリ根**などの根菜
- **カボチャ、ソラマメ**

これらはあまり食べすぎないように注意しましょう。

海藻類とキノコ類は、いずれもビタミン、ミネラル、食物繊維が豊富で、なおかつ糖質が少ないです。

海藻類では例外的に昆布だけは乾燥重量100gに糖質約30gと多く含まれます。しゃぶしゃぶなどで昆布だしを取るために使うのは問題ありませんが、**昆布巻き**、**松前漬け**など昆布そのものを食べるのは少量にしておきましょう。

ヘルシーなイメージが強いものの、要注意なのが果物です。

そのイメージとは裏腹に、**「アボカド」以外の果物は糖質が多めです（アボカドは果物です）。**

間食やデザートで１日２回までは許容範囲ですが、**リンゴなら１／４個、ミカンやキウイフルーツは１／２個、イチゴ（果実的野菜）なら５粒**を目安にしましょう。

〝うっかり食べ〟に要注意！

糖質制限をしているのに「なかなか痩せない」「お腹が凹まない」と不満を抱える人もいます。そういう人は自覚のないまま、うっかり糖質を摂ってしまっていることが多いです。

そんな〝うっかり食べ〟でもっとも多いのは、こんなふうにヘルシーなイメージにダマされてしまうケースです。

●「普通のそばは糖質が多いけれど、十割そばなら大丈夫」
●「塩味のせんべいやあられなら糖質が少ない」
●「砂糖はダメだけど、黒砂糖やハチミツならOK」
●「春雨は原料がジャガイモだと糖質は多いけれど、緑豆《りょくとう》が原料なら問題ない」

これらはすべて間違いです。どれも糖質の摂りすぎに直結します。

そばの原料の**そば粉**は、うどんの原料となる**小麦粉**と同じく、**でんぷん**が主原料です。小麦粉2割・そば粉8割の**二八そば**も、そば粉10割の**十割そば**も、糖質量に大差はありません。十割そばでも食後高血糖が起こり、内臓脂肪の蓄積につながります。

そもそも二八か十割かにかかわらず、「そばはさっぱりしているから糖質は少ない」と、何の根拠もない先入観から食べてしまっている人が多いです。

甘いお菓子なら糖質が多いとわかりますが、しょっぱいせんべいやあられは糖質が少ないと勘違いすることが多いです。いずれも米を原料とするでんぷん食品であり、糖質をたくさん含んでいます。

黒砂糖、**ハチミツ**、**和三盆**、**メープルシロップ**、といった健康的なイメージのある甘味料も、その正体は糖質です。

これも食後高血糖と内臓脂肪の蓄積を引き起こします。

春雨も健康的なイメージが強めで糖質が少ないと誤解されがちですが、もやしは糖質制限ＯＫ食材でも、その原料（種子《しゅし》）の**緑豆**も主成分はでんぷんです。ジャガイモのでんぷんから作っても、緑豆のでんぷんから作っても、春雨が糖質過多の食品であることに変わりありません。

次に多い〝うっかり食べ〟は、**加工食品**の落とし穴にハマるケースです。

たとえば、魚は糖質をほぼ含まないのですが、魚のすり身を原料とする**魚肉ソーセージ**、**チクワ**、**カマボコ**は、つなぎ（結着補助剤）として「でんぷん」や「砂糖」といった糖質を使っています。

また、**サンマの蒲焼《かばや》き**、**サバの味噌煮**といった缶詰にも、砂糖がたっぷり含まれています。

最後の〝うっかり食べ〟は、調味料（調理法）の落とし穴にハマるケースです。

肉類、魚介類、葉物野菜のように糖質が少ない食材を使っても、**砂糖**、**ミリン**、**ソース**、**甘味噌**など、糖質を多く含む調味料を使って調理すると、糖質の摂りすぎにつながります。そもそも、ご飯に合う〝甘辛《あまから》い味つけ〟は、砂糖やミリンをたくさん使うので、糖質が多めになりやすいのです。

「果物・野菜100％ジュース」は危険

今度は、糖質をたくさん含む「飲み物」についてです。

飲み物に含まれる糖質は水分に溶け込んでいるため、体内に吸収されやすく、血糖値をガツンと上げやすいので、とくに注意が必要です。

コーラなどの炭酸飲料やジュースなどの甘い清涼飲料水は、平均10％の濃度で「砂糖」や「果糖」といった糖質を含んでいます。

５００㎖サイズのペットボトル１本には**糖質50g**くらいが溶けている計算ですが、これは**角砂糖10個以上**に相当します。

ヘルシーなイメージが強いスポーツ飲料も、糖質をたくさん含んでいます。喉越しのいい清涼飲料水と同様、一気にごくごく飲んでしまうので超危険です。

ヘルシーなイメージといえば、**「果汁１００％ジュース」「果汁ミックスの野菜ジュース」はもちろん「野菜１００％ジュース」にも糖質は多く含まれていますから、避けたほうがいいです。**

果糖はブドウ糖の数十倍も糖化しやすく、**ＡＧＥｓ（終末糖化産物）**も作りやすいので、果物はとくに要注意です。

牛乳、**豆乳**にも糖質は含まれています。おしゃれなイメージの**カフェラテ**、**ソイラテ**を毎日のように飲んでいると、糖質過多につながってしまいます。

また、**「低脂肪牛乳」より「普通牛乳」、「調整豆乳」より「無調整豆乳」のほうが糖質は少ないのでおすすめです。**

では、何を飲めばいいのかというと、**「ミネラルウォーター」「番茶」「麦茶」「ほうじ茶」など糖質を含まない飲み物、コーヒーや紅茶は砂糖なしのブラック、ストレートで飲みましょう。**

お酒は飲んでいいの？

お酒は飲んでもいいです。体質的に飲めて好きな人は、愉しんでください。しかし、ＯＫのお酒とＮＧのお酒があります。

ＮＧなのは**ビール**、**日本酒**などの**醸造酒**《じょうぞう》です。アルコール以外に糖質を多く含んでいます。

ビール中ジョッキには「糖質15ｇ」以上、日本酒１合には「糖質８ｇ」程度入っています。

俗に〝ビール腹〟と呼ばれる内臓脂肪型肥満の大きな原因は、ビールに含まれる糖質の摂りすぎにあります。

醸造酒でも「辛口ワイン」は例外です。赤も白もグラス１杯に「糖質１ｇ」足らずですから、食事とともに１、２杯飲むくらいなら問題ありません。

ＯＫなのは**焼酎**、**ウイスキー**、**ジン**、**ラム**、**ウォッカ**といった**蒸留酒**《じょうりゅう》です。

これらは糖質ゼロです（ジンとラムだけは１００㎖「糖質０・１ｇ」を含みますが、

微量なので飲みすぎなければ大丈夫です）。

近年の糖質制限の広がりとともに、糖質ゼロのビール系飲料や日本酒が登場していますが、これらは醸造酒であってもOKです。

逆に、蒸留酒であっても糖質が多い**果汁**、**トニックウォーター**などで割ってしまうとNGです。蒸留酒を割るなら糖質を含まない**炭酸水**、**ミネラルウォーター**がおすすめです。

私は糖質制限を始める前のメタボだった頃、玄米魚菜食をしながらビールと日本酒を毎日のように飲んでいました。

そんな飲食による糖質摂取が、内臓脂肪として蓄えられたのです。

糖質制限を始めてからは、糖質ゼロの発泡酒と焼酎の水割りに切り替えて、晩酌を日々愉しんでいます。

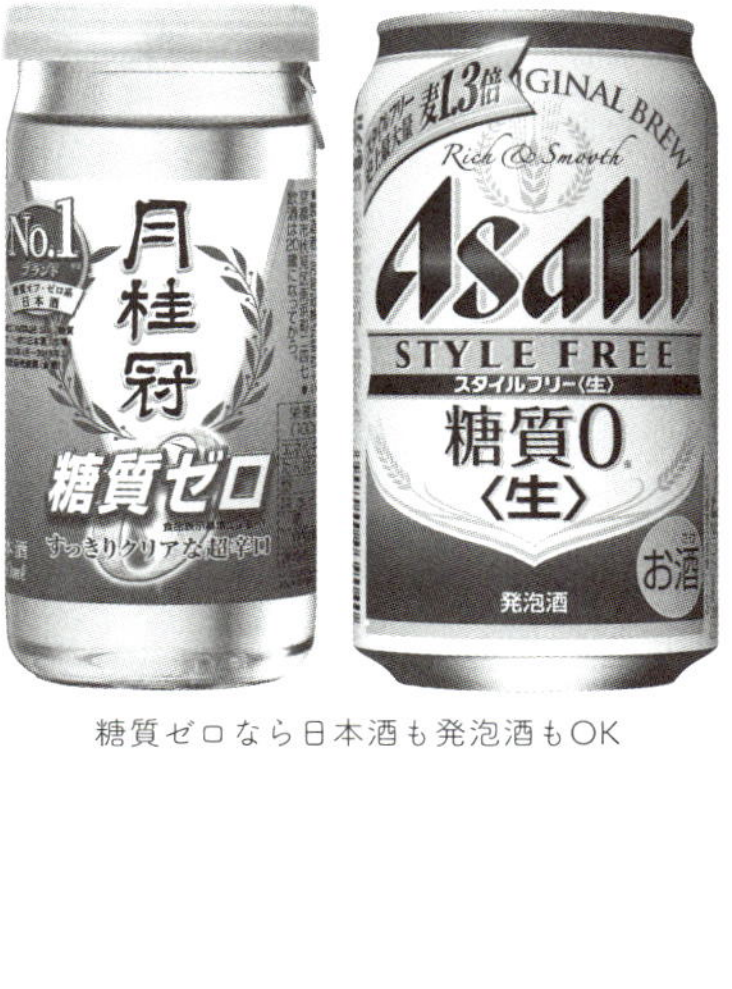

糖質ゼロなら日本酒も発泡酒もOK

食べトレの「十箇条」

これまで説明してきた方法を「十箇条」としてまとめると、次のようになります。

一、糖質を減らす。できれば1回の食事で糖質20g以下にする。

二、糖質制限をした分、たんぱく質や脂質が主成分の食品は充分量食べる。

三、やむを得ず主食（ご飯、パン、麺類など）を食べるときは少量とする。

四、水、番茶、麦茶、ほうじ茶など糖質ゼロの飲料はOK。果汁、甘い清涼飲料水はNG。

五、糖質の少ない野菜・海藻・キノコ類はOK。果物は食べないほうが無難。

六、オリーブオイルや魚油（EPA、DHA）は積極的に摂り、リノール酸は減らす。

七、マヨネーズ（砂糖なし）やバターもOK。

八、お酒は蒸留酒（焼酎、ウイスキーなど）、糖質ゼロ発泡酒はOK。辛口ワインも適量OK。醸造酒（ビール、日本酒など）は控える。

九、間食やおつまみはチーズ類やナッツ類を中心に適量摂る。菓子類、ドライフルーツはNG。
十、できるだけ化学合成添加物の入っていない安全な食品を選ぶ。

COLUMN
本当に怖い「血糖値の乱高下」②

健康診断で血糖値が正常な人でも、血糖値スパイクが起こっていることがあります。健康診断では、食後の血糖値を測らないので気づかないのです。

健康診断で測るのは空腹時血糖値と、過去２か月間の血糖値の平均を表わすヘモグロビンＡ１ｃ《エーワンシー》（HbA1c）値です。

空腹時血糖値「110mg ⁄ dℓ未満」、HbA1c「6.2未満」は正常とされていますが、食後に血糖値が急上昇し、すぐ正常値に戻っているとしたら、健康診断上は正常値でも、血糖値スパイクが起こっている恐れがあります。むしろ普段の血糖値は低いのに食後の血糖値が急上昇（乱高下）するタイプのほうが危険です。こういうタイプは血糖値の平均であるHbA1cは低めに出てしまいます。一説には「1400万人以上の日本人に血糖値スパイクが生じている可能性がある」ともいわれています。

糖尿病体質の人は、未精製の穀物を食べても危険な場合があります。私が17年前に糖質制限を始める前、玄米魚菜食をしている頃、健康に良かれと病院では玄米を、自宅では胚芽米《はいが》を食べていました。糖尿病が発覚してからも胚芽米を食べていたのですが、１時間後の血糖値を測定してみると「250mg ⁄ dℓ」もあり愕然としました（２時間値が「200mg ⁄ dℓ」を超えると糖尿病です）。そこで次の日、胚芽米よりも血糖値を上昇させにくいとされている玄米で実体験してみました。それでも食後１時間後の血糖値は「228mg ⁄ dℓ」もあったのです。

食物繊維の多い野菜から食べて血糖値の上昇を抑えようという「ベジファースト」が近頃ブームになっていますが、インスリンの分泌能力が欧米人より低い日本人の場合、その効果は少ないと考えられます。

第3章

内臓脂肪がストンと落ちる食事術

和食店ではこう食べる

この章では外食で糖質制限をするコツをシチュエーション別に紹介します。最初に取り上げるのは、ランチでお世話になることが多い定食店です。

ビジネス街などに多い和食店では、ご飯だけでなく、おかずにも糖質が多く含まれがちです。

ご飯に合うように、砂糖やミリンといった糖質をたくさん使った甘辛い味つけが多く、とくに**煮物**、**照《て》り焼き**などは糖質が多めです。

注文するときに「糖質制限中なので」と説明して、ご飯を断るか、半分にしましょう。近頃は糖質制限が市民権を得てきましたから、お店側も納得してくれるはずです。

和食店では、丼ご飯が多く、1人前で「糖質100g前後」も含みます。もし食べるなら、**少なくとも丼ご飯は3分の1に減らしてもらいましょう。**

食物繊維が多い「玄米」や「五穀米」を選べるなら、少しだけマシです。

魚系なら**焼き魚定食**、**刺し身定食**が、低糖質でおすすめです。**甘辛い味噌煮、照り焼き、蒲焼き、西京《さいきょう》焼きは糖質が多めなので避けます。**

肉系では**豚肉の生姜焼き**、**肉豆腐**、**鶏肉の竜田揚げ**、**しゃぶしゃぶ**などの定食が低糖質でおすすめです。豚肉の生姜焼きは、調味料に砂糖、ミリン、片栗粉を使っていますが、いずれも少量なので大丈夫です。

肉じゃが、筑前《ちくぜん》煮、すき焼きは、糖質が多めなので控えましょう。

いずれもご飯をパスしたり半分にした分のカロリーを補うため、**冷や奴**、**納豆**、**温泉卵**、**おひたし**といった小鉢を追加するといいです。

刺し身のように主菜のカロリーが低すぎる場合も、**肉豆腐**や**鶏肉の竜田揚げ**など、もう一品追加してきちんとカロリーを補いましょう。

洋食店ではこう食べる

次は、洋食店のケースです。そもそも「洋食」とは、ご飯に合うように考えられた

〝西洋風料理〟のことをいいます。

定食には、ご飯かパンがセットされていますが、和食と同じように「糖質制限中なので」と注文時に断って、パスしたり半分にしたりしましょう。

主菜には牛肉、豚肉、鶏肉などの**ステーキ**、**グリル**を選ぶのがおすすめです（前述のように**豚肉の生姜焼き**もOKです）。

ハンバーグは、つなぎにパン粉などのでんぷん素材が使われていることが多く、1人前あたり「糖質15g」ほどが含まれています。つなぎなしで、お肉100%のハンバーグなら糖質はほぼゼロなのでOKです。

避けたいのは、小麦粉やパン粉などの衣《ころも》の厚い揚げ物です（前述の竜田揚げは片栗粉だけをつけて揚げるので、食べすぎなければ大丈夫です）。

とくにジャガイモを揚げた**コロッケ**、小麦粉を使ったベシャメルソース（ホワイトソース）を揚げた**カニクリームコロッケ**は糖質過多です。

揚げ物で糖質が少なめなのは、メンチカツ、ビーフカツレツ、唐揚げ、エビフライなどです（衣が厚すぎる場合は、外して食べましょう）。

これらの主菜のつけ合わせになることも多い**フライドポテト**、**マッシュポテト**は、イモ類ででんぷんが多いのでパスします。つけ合わせが事前にわかっていたら、これも注文時に「糖質制限中なので」と断っておきましょう。

つけ合わせをパスした分、**野菜サラダ**を追加オーダーして野菜不足に陥らないようにします。鶏肉のグリルのように主菜のカロリーが低すぎるときは、**唐揚げ**、**エビフライ**など、もう一品を追加しましょう。

この他、小麦粉でとろみをつける**クリームシチュー**、**ビーフシチュー**、**タンシチュー**、**グラタン**、**ドリア**などは、糖質が多いので控えるようにしてください。

もちろん**カレーライス**、**オムライス**、**ハヤシライス**といったご飯もの、**スパゲティナポリタン**などの麺類はNGです。

ハンバーガー店でも大丈夫

ランチを早めに済ませようと、ハンバーガー店や牛丼店といったファストフード店を利用する人も多いと思います。

ハンバーガー店のランチタイムで人気なのは、「ハンバーガー」「フライドポテト」「コーラ」の3点セット。セット価格なので単品で注文するより割安ですが、3点セット合計で「糖質100g」をはるかに超えてしまいます。

これでは確実に食後高血糖と内臓脂肪の蓄積を招いてしまいます。

ハンバーガーの代わりに主菜に選びたいのは、フライドチキンやチキンナゲット。フライドチキン2個で「糖質16～17g」、チキンナゲット5ピースで「糖質10～13g」です。これでたんぱく質と脂質が、きちんと摂れます。

フライドポテトの代わりに副菜として選びたいのは、グリーンサラダやコールスローサラダ。これでビタミン、ミネラル、食物繊維を補います。

コーラの代わりの飲み物は、コーヒーや紅茶をブラック、ストレートで。コーラが飲みたいなら、糖質ゼロ系のコーラにするといいでしょう。

果物・野菜ジュースは、糖質が多いのでパスしましょう。

なお、糖質制限の広がりを受けて、「モスバーガー」にはバンズ（パン）の代わりにたっぷりのレタスでパティ（ハンバーグ）などの具材を挟んだハンバーガーがあります。

『モスの菜摘《なつみ》 モス野菜』は「糖質9・6g」、『モスの菜摘 テリヤキチキン』は「糖質7・0g」、『モスの菜摘 フィッシュ』は「糖質12・0g」。

これなら糖質制限をしていても、ハンバーガーが食べられます。

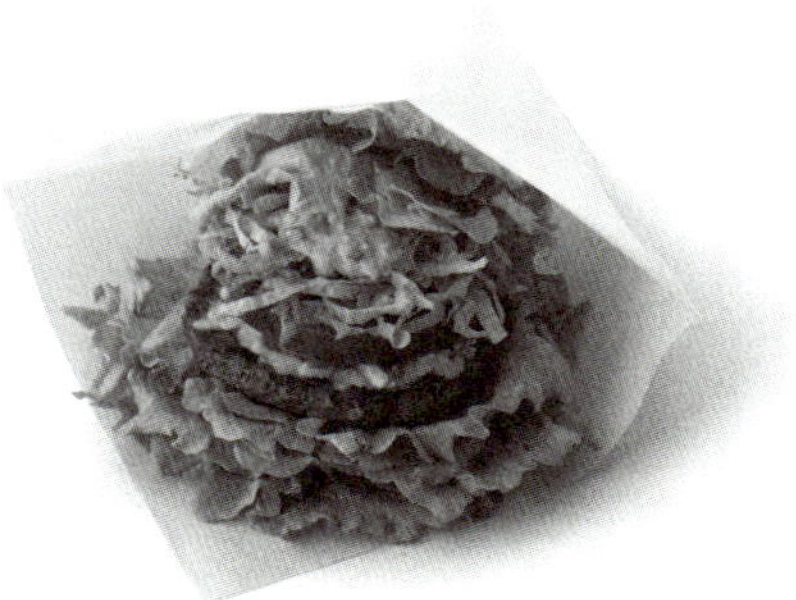
モスの菜摘（なつみ）モス野菜（糖質9.6g）

牛丼店でも大丈夫

次は牛丼店です。牛丼は並盛りでも「糖質90g」を超えますが、近頃は牛丼以外のメニューも充実しており、糖質制限が可能です。

基本的な考え方は、ご飯をパスする分、一汁三菜に1品追加する〝一汁四菜〟です。「汁物」＋「主菜2品＋副菜2品」もしくは「汁物」＋「主菜1品＋副菜3品」ですね。

主菜に据《す》えたいのは、本来はご飯にのせる牛肉や豚肉、タマネギといった具材だけを皿に盛りつけた「皿」（チェーン店によってはサイドメニュー扱いになっています）。たんぱく質と脂質がたっぷり摂れて、「糖質9～10g」に抑えられます。**カロリー不足にならないように大盛りにしてもいいですし、牛肉・豚肉の2種類食べてもいいでしょう。**

副菜には「野菜サラダ」を選択しますが、ジャガイモが入った**ポテトサラダ**、ゴボウが入った**ゴボウサラダ**は糖質量が多くなるので控えましょう。

牛丼チェーンの野菜サラダはミニサイズなので2品頼むか、もしくはお新香をプラスして野菜不足を補ってください。**冷や奴**、**卵（生玉子、半熟玉子、煮玉子など）**なら主菜同様、良質のたんぱく質と脂質が補えます。

汁物はワカメなどが入ったシンプルな味噌汁を選ぶといいです。**豚汁**はサトイモや根菜などの糖質が多い具材は避けて食べましょう。

なお、私もたまに食べているチェーン店『すき

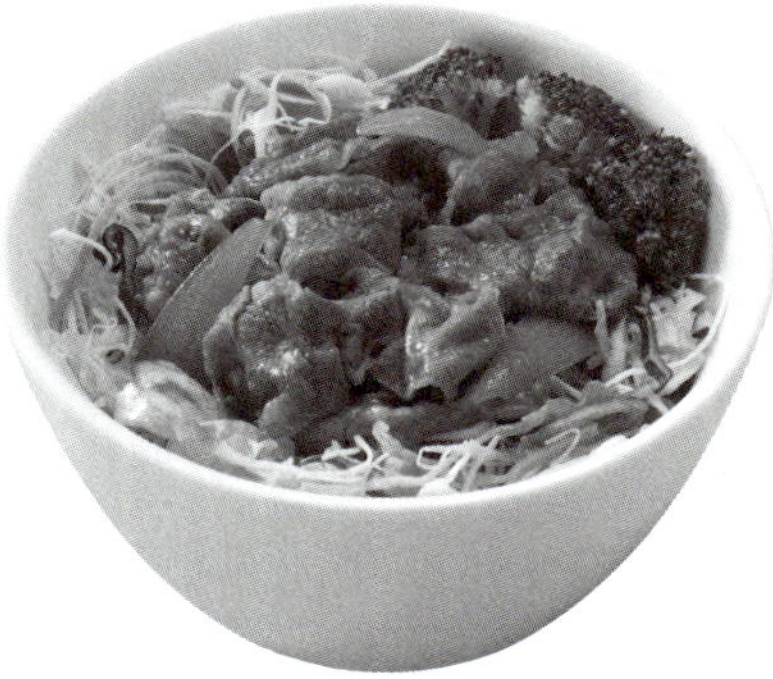

ご飯の代わりに豆腐を使った
『すき家』の「牛丼ライト」

家』の「牛丼ライト」は、ご飯の代わりに豆腐を使っており、並盛りで「糖質20g」以下です。

ブッフェレストランなら糖質制限しやすい

自分で好きなものを盛りつけられるブッフェ（バイキング）は、糖質制限に向いています。糖質が少ない料理を選び放題ですし、糖質が少々多い料理でも量を調節できます。

本書では朝食抜きの1日2食をおすすめしていますが、旅先のホテルなどの朝食ブッフェで主菜となるのは、**ゆで卵**、**スクランブルエッグ**、**オムレツ**などの卵料理、**鮭**、**サバ**などの焼き魚、**ハム**、**ソーセージ**などです。

昼食や夕食なら**ローストビーフ**、**焼豚**、**焼き鳥**、**魚のマリネ**などが主菜となります。**鶏肉の唐揚げ**は1個（30g）で「糖質1・5g」程度ですから、3、4個くらいまでならOKです。

副菜は**サラダ**、**グリル**などの野菜料理、**冷や奴**などの豆腐料理、**青菜のおひたし**、**キノコソテー**、**酢の物**など。サラダバーでは葉物野菜、トマトやブロッコリーなどの低糖質な緑黄色野菜を中心に選び、糖質が多い根菜はできるだけ避けます。

野菜にかけるドレッシングは、糖質が少ないオイルベースの**フレンチドレッシング**、マヨネーズベースの**サウザンアイランドドレッシング**を使いましょう。

カロリー制限では、「青ジソ」「和風」といった低カロリーのノンオイルドレッシングを選ぶようにすすめられますが、ノンオイル系はオイルを抑えた分、糖質を多く含む場合があります。用意されていたら「マヨネーズ」「オリーブオイル」がおすすめです。

ドリンクバーは、無糖のコーヒーや紅茶をブラック、ストレートで飲むのが基本ですが、ミルクを10cc程度入れるのはＯＫです。

糖質ゼロ系のコーラがあれば、それもＯＫです。

果物・野菜ジュース、それにカフェラテやカフェオレのような牛乳を含んでいる飲み物は、糖質が多いので控えるのも同じです。

ファミレスも実践しやすい

ファミリーレストランも、メニューが多彩で糖質制限に向いています。

基本的に、ご飯やパンなどの主食がセットされているランチ（定食）のメニューは避けて、単品でオーダーします。もちろん、カレーライスやオムライスといったご飯もの、パスタやうどんなどの麺類はパスしましょう。

ファミレスは、肉料理が充実しています。主菜に選びたいのは、鶏肉、牛肉、豚肉をシンプルに焼いた**ステーキ**、**グリル**です。でも、つけ合わせの**フライドポテト**、**マッシュポテト**、**コーン**は糖質過多なのでパスします。

トンカツ、**ミックスフライ**といった揚げ物も、ファミレスでは総じて衣が厚めで糖質が多いのでパスしたほうが無難です。

魚料理に**サバ**などの焼き魚があれば、そちらを頼んでもいいでしょう。**味噌煮**、**西京焼き**は糖質が多めなので選ばないようにしてください。

魚料理はカロリー控えめなので、カロリー不足にならないように「肉料理＋魚料理」で主菜を2品にするのもいいです。

主菜が決まったら**野菜サラダ**、**汁物**をプラスします。

ご飯やパン、麺類をパスしている分、カロリー不足にならないように、野菜サラダは**アボカド**、**生ハム**、**豆腐**、**エビ**といった低糖質の具材で、食べごたえのあるものを選びましょう。

なお『ジョナサン』では、定食のご飯を「寄せ豆腐」に無料で変更できます。

汁物は**味噌汁**、**ワカメスープ**、**卵スープ**、**コンソメスープ**などがおすすめです。ファミレスの**ミネストローネ**、**オニオングラタンスープ**、**クラムチャウダー**、**コーンポタージュ**などは糖質過多なのでパスしましょう。

サラダバーは葉物野菜、トマトやブロッコリーなどの低糖質な緑黄色野菜を中心に選び、ドレッシングも糖質の少ないものか、マヨネーズやオリーブオイルにします。ドリンクバーは無糖のコーヒーや紅茶などを飲むようにしてください。

コンビニ総菜を上手に組み合わせる

かつてコンビニ弁当は不健康な食事の代名詞のように言われていましたが、いまや健康志向にシフトしています。

コンビニ弁当や麺類は糖質が多すぎてNGですが、コンビニ惣菜《そうざい》を上手に組み合わせれば糖質制限ができます。

コンビニでも、基本は〝一汁四菜〟。「汁物」+「主菜2品+副菜2品」もしくは「汁物」+「主菜1品+副菜3品」でしたね。

主菜に選びたいのは、**鮭**、**サバ**、**ホッケ**などの塩焼き。焼き魚は糖質がほぼゼロで、たんぱく質と脂質がきちんと摂れます。繰り返しますが**西京焼き**、**味噌煮**、**煮つけ**は、糖質摂取が増えてしまいますからパスしましょう。

肉類なら**豚ロース肉の生姜焼き**、**鶏肉の炭火焼き**が低糖質で、たんぱく質と脂質がきちんと摂れます。

レジ横にあるホットスナックコーナーの**焼き鳥**(糖質が多いタレではなく、糖質が少ない塩）もいいでしょう。

同じホットスナックコーナーに並んでいる**コロッケ、唐揚げは、糖質が多いので避けてください（残念ながらコンビニの唐揚げは衣が厚くて糖質が多めなのです）**。

もちろん「魚料理＋肉料理」という組み合わせもＯＫです。


続いて副菜を選びます。

まずは、サラダです。葉物野菜、トマトやブロッコリーなどの低糖質な緑黄色野菜が豊富なものを選ぶようにします。

葉物野菜の**お浸し**、**胡麻和え**《ごまあ》、パック入りの**野菜ミックス**、**海藻ミックス**などもおすすめです。

いずれも低糖質であり、ビタミン、ミネラル、食物繊維が摂れます。コンビニのサラダは栄養成分表示で糖質量をチェックできますから、なるべく少ないものを選ぶようにしましょう。

サラダのなかでも**豚しゃぶしゃぶ**、**ツナ**、**ゆで卵**、**蒸し鶏**などをトッピングしたタイプなら、たんぱく質も同時に摂れてお腹も満たせます。

サラダ用のドレッシングは別売りになっているケースが大半ですが、前述のようにノンオイル系の**青ジソ**、**和風**などは糖質量が多めです。**フレンチドレッシング**、**サウザンアイランドドレッシング**、**マヨネーズ**のように、糖質量が少なめのものを選びましょう。

サラダで避けたいのは**ポテトサラダ**、**マカロニサラダ**、**カボチャサラダ**など。いずれもでんぷん食品であり、糖質が多いです。パスタがセットされた**パスタサラダ**も高糖質ですから、うっかり買わないようにしてください。

この他、**冷や奴**、**納豆**、**だし巻き玉子**など、たんぱく質と脂質が豊富な副菜もOKです。

汁物はカップ入りの味噌汁が便利で、低糖質でもあります。**長ネギ**、**海苔**、**焼きナス**、**油揚げ**など、好きな具材のものを選んでください。**ワカメスープ**、**中華スープ**、**コンソメスープ**も低糖質です。

たびたび指摘しているように、**豚汁**はサトイモと根菜入りの分、糖質が多くなるので、それらを避けて食べるようにしましょう。

「サラダチキン」「コンビニおでん」は強い味方

コンビニでぜひ活用したいのは**サラダチキン**です。鶏胸肉を蒸し上げた人気商品で、コンビニチェーン各社で販売しています。

サラダチキンは「糖質1g未満」「たんぱく質20g以上」の典型的な低糖質&高たんぱく質の食品です（サイズや種類によって若干差はあります）。ハーブやスパイスで味つけされたものなど、味わいの違うバリエーションも用意されています。

シンプルなグリーンサラダも、サラダチキンをトッピングするだけでボリュームも栄養も満点の〝ごちそうサラダ〟になります。これにオリーブオイルをかければ、風味がよくなるだけでなく、脂質（エネルギー）がしっかり補えます。

寒くなってくると〝コンビニおでん〟が大活躍します。店舗によって若干差はありますが、9月

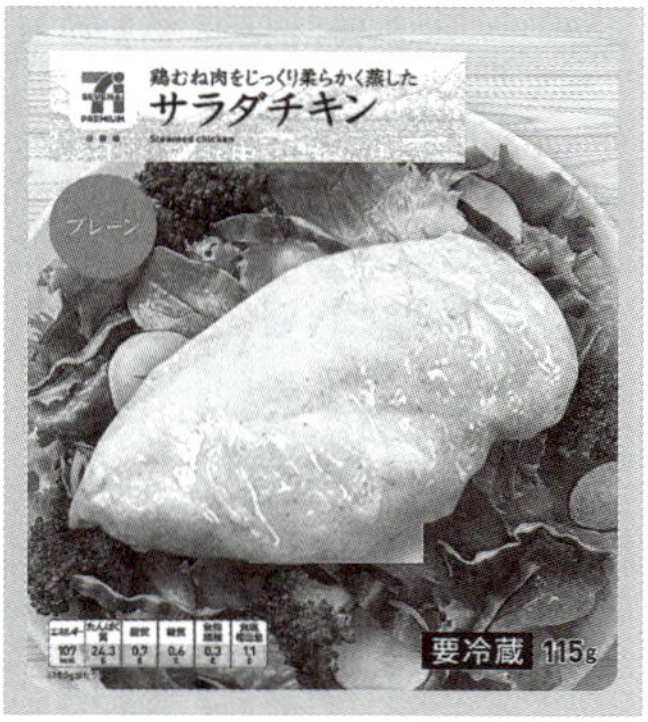

「サラダチキン」は低糖質・高たんぱく

〜翌3月に販売されるケースが多いようです。

おでんは糖質制限の味方です。選び方によっては、おでんだけで1食分の献立《こんだて》ができます。

種ものでいちばんに選びたいのは、低糖質&高たんぱく質の**卵**、**牛すじ**、**がんもどき**、**タコ**、**つみれ**、**厚揚げ**、**焼き豆腐**など。これが主菜に相当します。

続いて選びたいのは、低糖質でたんぱく質以外の栄養素となる**大根**、**こんにゃく**、**シラタキ**、**ロールキャベツ**など。これは副菜に相当します。

おでんの種もので糖質が多めなのは**ジャガイモ**、**餅入りの巾着《きんちゃく》**、**昆布**。つなぎにでんぷんが使われている練り物の**はんぺん**、**ちくわ**、**さつま揚げ**、**ごぼう巻き**も、糖質が多めなので避けます。

なかでも関東ローカルの「ちくわぶ」は、小麦粉を練ってゆでたものであり、1本で「糖質20g」近くにもなりますから要注意です。

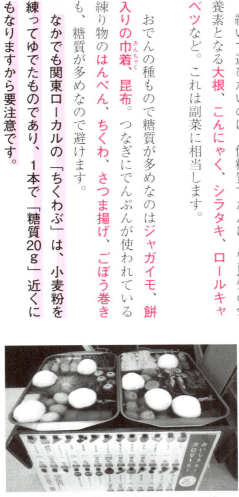

コンビニおでんは強い味方（写真はイメージです）

焼き肉と中国料理はこう食べる

焼き肉店も糖質制限がしやすいです。ロース、カルビ、タン、ハラミ、バラなど部位にかかわらず、牛肉も豚肉も糖質はほぼゼロです。**良質なたんぱく質と脂質を含んでいますから、満腹になるまで食べてください。ただし、「焼き肉のタレ」は糖質が多めですから、「塩」「ゴマ油」で味わいましょう。**

韓国風の焼き肉なら、キムチと一緒にエゴマの葉、サンチュといった葉物野菜で包んで食べるのがおすすめです。野菜が摂れるうえに、満足感も高まります。ナムル、キムチといった野菜料理、純豆腐《スンドゥブ》チゲなどの豆腐料理も低糖質で栄養たっぷりです。

焼き肉店や韓国料理店で糖質が多いのは、餅米を詰めた「参鶏湯《サムゲタン》」、〆の「冷麺」「石焼ビビンバ」、小麦粉で作る「チヂミ」、韓国風餅の甘辛炒め「トッポギ」、鶏もも肉と野菜の甘辛炒め「ダッカルビ」などです。

中国料理やラーメン店には、糖質過多のメニューが多いです。

もうおわかりのように**チャーハン**、**天津飯**、**かに玉丼**、**中華粥**といったご飯もの、**ラーメン**、**焼きそば**といった麺を使った料理は、糖質過多です。

ランチの定番ともいえる**「ラーメン＋ライス」「ラーメン＋半チャーハン」**といった〝ダブル糖質〟は、食後高血糖を招いて内臓脂肪を増やす危ない組み合わせです。

うどん・そば店にも、「かけそば＋ミニカツ丼」「天ぷらうどん＋いなり寿司」といった〝ダブル糖質〟がありますが、これらは絶対に避けるようにしましょう。

餃子《ギョウザ》、焼売《シュウマイ》といった点心も、皮に小麦粉がたっぷり含まれているので糖質が多いです。1個あたり「糖質3～4g」で、1人前食べると「糖質20g」ほどになります。**食べるなら1、2個にしておくといいです。**

主菜では、片栗粉でとろみをつけて砂糖などで濃いめに味つけした**酢豚**、**魚の甘酢あんかけ**、**麻婆《マーボー》春雨**などは、いずれも糖質が多いです。

糖質が少ない主菜は、**キクラゲと卵の炒め物**、**棒々鶏《バンバンジー》**、**八宝菜**、**青椒肉絲《チンジャオロースー》**、**回鍋《ホイコー》肉《ロー》**、**麻婆豆腐**、**レバニラ炒め**など。いずれも1食分「糖質10g」前後で済みます。分量とカロリーが足りないと思ったら、2品注文してOKです。

副菜では、**青菜の塩炒め**、**中華風冷や奴**、**ピータン豆腐**、汁物では酸っぱい中華スープの**酸辣湯**《サンラータン》や**卵スープ**といったメニューも糖質が少なめです。

「焼き鳥店」「居酒屋」はおすすめ

飲みに行くなら、焼き鳥店がおすすめです。

焼き鳥は、基本的に糖質ゼロです。**ネギマ**、**砂肝**、**レバー**、**ハツ**、**ぼんじり**、**皮**、**軟骨**、**つくね**、**手羽先**、それに野菜焼きの**シイタケ**、**シシトウ**、**アスパラガス**なども、ほぼ糖質ゼロです。

焼き肉と同じく焼き鳥も、タレではなく「塩」で焼いてもらいましょう。

砂糖とミリンが入った甘いタレをつけて焼くと、その分だけ1本1本糖質がプラスされます。

たとえ1本あたりでは微々たる量でも、何本も頼んでいるうちに糖質過多につながる恐れがあります。

焼き鳥と野菜焼き以外にも**枝豆**、**冷や奴**、**煮卵**、**キャベツ**、**オニオンスライス**、**冷やしトマト**、**生野菜サラダ**、**青菜のおひたし**、**漬け物の盛り合わせ**といったサイドメニューも低糖質で、たんぱく質、ビタミン、ミネラル、食物繊維などが補えます。

糖質が多くて避けたいのは、**ポテトサラダ**、**フライドポテト**、**コロッケ**、**肉じゃが**、**筑前煮**、**カボチャの煮つけ**、**ゴボウやニンジンのきんぴら**などです。

居酒屋も、おすすめです。

焼き鳥以外にも、**刺し身やホッケ**、**サバやサンマなどの焼き魚**、**牛サイコロステーキ**などが低糖質です。

主菜で糖質が多くなりやすいのは、**魚の煮つけ**、**西京焼き**、**衣の厚い揚げ物**、**焼き餃子**、**焼売**などです。

焼き鳥店でも居酒屋でも、**〆のおにぎり**、**寿司**、**お茶漬け**、**茶そば**、**焼きそば**などの主食系メニューはパス。もちろん**アイスクリーム**などのデザートも控えましょう。

自宅では「鍋」がおすすめ

自炊についても、簡単に触れておきましょう。

とくに手軽でおすすめなのは鍋です。「寄せ鍋」「水炊き」「ちり鍋」「ちゃんこ」と、どれも調理が簡単です。私の家庭では頻繁に鍋物を食べています（31ページ参照）。

鍋物は肉類、魚介類、豆腐、野菜、海藻類、キノコ類と低糖質な食材が好きなように入れられます。できるだけ多くの食材を使って、糖質以外の栄養素をバランスよく補うようにします。

韓国式鍋のチゲのなかでも、豆腐料理の純豆腐チゲ《スンドゥブ》は低糖質でありながら、さまざまな具材が入っていて栄養バランスにも優れています。いずれも多めに作っておけば、翌日も食べられますから便利です。

味つけは砂糖やミリンなどの糖質を控えて、だし、醤油《しょうゆ》、塩などがおすすめです。**市販の「鍋の素」「ポン酢」には糖質が多いものもあるので、なるべく使わないようにしましょう。**

むろんメにご飯を入れて雑炊にしたり、うどんやきしめんなどの麺類を入れて食べるのは控えます。

牛肉を食べるならしゃぶしゃぶがおすすめです。血糖値を上げない人工甘味料のエリスリトールを使えば、すき焼きも楽しめます。私も『ラカントS』（32ページ参照）を使って、たまにすき焼きを食べています。

コンビニなどで売っている**カット野菜**も重宝します。カットする手間もいらず、しかも洗浄済みなので洗わずに食べられます。１袋で「１００～１５０g」ほどの野菜が摂れますから、１食分としては十分な量です。

カット野菜は、牛肉や豚肉の薄切りや切り落としと相性抜群です。フライパンに**オリーブオイル**か**バター**を入れて火にかけ、そこにカット野菜と肉を入れて炒めたら**塩コショウ**で味を整えるだけ。これで主菜と副菜を兼ねた立派な1品になります。

カット野菜は、**ロースハム**、**ウインナーソーセージ**あるいは**ツナ缶**、**サバの水煮缶**と組み合わせてもおいしいです。

カット野菜を使った〝レンジ蒸し〟も手軽でおいしいです。

電子レンジにそのまま入れられる「耐熱皿」や「シリコンスチーマー」にカット野菜を入れたら、そこにお肉を広げて載せてチンするだけ。こうすると野菜から出る水分で、肉が蒸されて美味しくなります。

あとは低糖質の好みの調味料で味つけをするだけ。肉の代わりに鮭、タラなどの白身魚を使ってもいいでしょう。

COLUMN

本当に怖い「高インスリン血症」

「血中インスリン値の高い男性は、低い男性と比べて、最大で３倍程度大腸がんになりやすい」

（2007年、厚生労働省の研究班が発表した研究）

「内因性《ないいん》であれ外因性《がいいん》であれ、循環しているインスリンレベルが増加すると、腫瘍（がん）の進展や死亡率が高まる」

（2005年、カナダのサマンサ博士が発表した研究）

ここでいう**内因性**とはすい臓で自ら作っているインスリンのこと、**外因性**とは注射などで外から入れるインスリンのことです。血液中のインスリンが増えすぎることを**高インスリン血症**といいます。

インスリンには成長作用があり、高インスリン血症は正常な細胞以外に、がん細胞も成長させてしまいます。さらに、高インスリン血症はアルツハイマー病の発病にも関わります。

追加分泌されるインスリンは脳にも作用し、用が済むと**インスリン分解酵素**で分解されます。このインスリン分解酵素は、アルツハイマー病の原因の１つと考えられている**アミロイドβ《ベータ》**の分解も担います。

国立長寿医療研究センター・もの忘れセンター長の櫻井孝先生によれば、高インスリン血症があると、インスリン分解酵素がインスリンの分解で手一杯になり、副業のアミロイドβの分解が疎《おろそ》かになり、脳内にアミロイドβが残りやすくなります。これがアルツハイマー病の発症に関わっているのです。

第4章

脂質は摂っても太らない

体脂肪のもとは「糖質」

内臓脂肪をストンと落とす――これが本書のテーマですが、なぜ内臓脂肪をストンと落とせるのでしょうか？　このしくみをきちんと知っておくと、ダイエットや健康増進のモチベーションアップにつながります。

糖質制限で肥満が解消できるのは、〝肥満ホルモン〟とも呼ばれる「インスリン」の働きを抑えられるからです。

インスリンは、糖質を摂るとすい臓から分泌されるホルモンで、血糖値を下げる働きがあります。

ご飯、パン、麺類、お菓子、清涼飲料水などを摂ると、体内に糖質が分解・吸収されて血糖値が上がります（血液中に入った糖質が血糖、その値が血糖値です）。

インスリンは常時ちょっとずつ分泌されていますが、糖質をたくさん含む食事をすると、大量に追加分泌されます。これが内臓脂肪が蓄積される出発点となります。

すい臓からインスリンが分泌されるしくみ

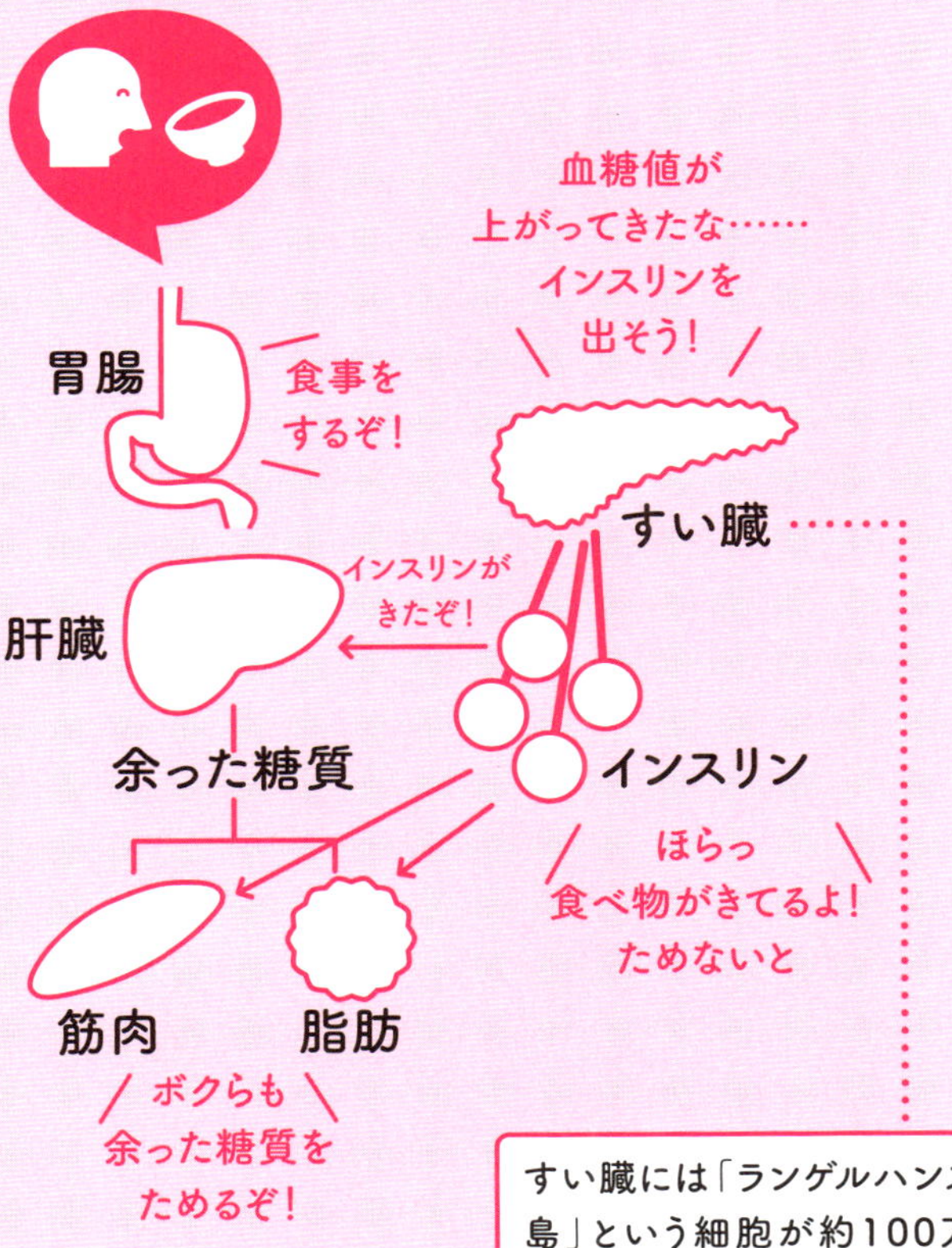

すい臓には「ランゲルハンス島」という細胞が約100万個あり、そこの「β《ベータ》細胞」からインスリンが分泌されます。

インスリンは、糖を脂肪と筋肉に引き込むたんぱく質「GLUT4」（糖輸送体）を介して、血糖を脂肪と筋肉にとり込ませます。それでも血糖が余ったら、筋肉に「グリコーゲン」、脂肪に「中性脂肪」としてため込みます。この中性脂肪が「内臓脂肪」の元凶です！
肝臓はインスリンに関係なく血糖をとり込みますが、インスリンが作用すると血糖をグリコーゲンにして蓄えます。

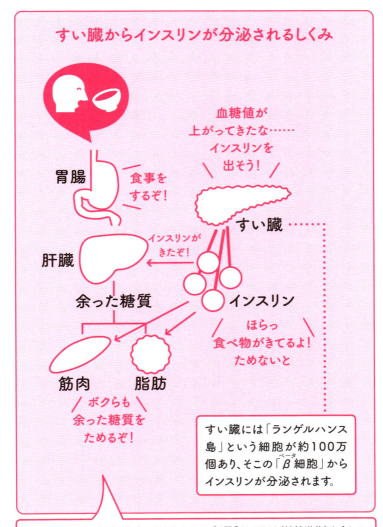

糖質を摂って血糖値が急上昇すると、それを下げるためにすい臓からインスリンが大量に分泌されます。そうして血糖を**筋肉**と**脂肪**の細胞に摂り込んで、血糖値を下げるのです。筋肉の細胞では、エネルギー源として使われたあと余ったブドウ糖を**グリコーゲン**として貯蔵します。インスリンは肝臓にも作用して、同じくグリコーゲンを貯蔵します。

個人差はありますが、肝臓には通常「70～80g」、筋肉には「200～300g」ほどのグリコーゲンが蓄えられます。

1日3食、当然のように朝からご飯やパンを食べ、たいして体を動かさずにいると、肝臓と筋肉のグリコーゲンの貯蔵庫はずっと満杯の状態です。

しかし、糖質を摂って血糖値が上がると、余った血糖をどこかに貯蔵して血糖値を下げなくては健康を害してしまいます。

肝臓も筋肉も貯蔵庫が満杯で受け入れ不能となると、今度はインスリンが**脂肪細胞**に働きかけて**中性脂肪**として貯蔵させる作用だけが活発になります。

これが内臓脂肪を始めとする**体脂肪**の正体なのです（体内にたまる中性脂肪は、まとめて「体脂肪」と呼びます）。つまり、糖質を大量に摂っていると、体脂肪がどんどん蓄積していくわけです。

体脂肪の原料は脂質と思われがちで、脂質を含む食べ物を避けようとする人が多いのですが、このように体脂肪の原料はおもに糖質なのです。

「脂質」を摂っても体脂肪にならない

さらに詳しく説明しましょう。

体脂肪の正体である中性脂肪は、3個の**脂肪酸**と1個の**グリセロール**からなります。このうち、グリセロールを代謝する酵素は脂肪細胞にはありません。

ちょっと難しい話になってしまいましたが、どういうことかというと、**脂質を摂っても、そのまま体脂肪にはならないということです。**脂肪細胞に入れないグリセロールは、肝臓に運ばれて**糖新生**の原料となってブドウ糖がつくられます。

このようにインスリンは細胞に血糖を摂り込ませるだけでなく、体脂肪の分解も抑えて、さらには体脂肪の合成を促してしまいます。インスリンが〝肥満ホルモン〟と呼ばれるゆえんです。

何度もしつこく言っておきますが、体脂肪がたまるのは脂質の摂取ではなく、糖質の大量摂取が原因です。平均的日本人は食事のおよそ60％が糖質（カロリー比）ですから、糖質制限をしなければなりません。

糖質制限をすると、食後高血糖が抑えられて、インスリンの大量分泌も避けられます。インスリンが〝肥満ホルモン〟として悪さをしなくなるので、内臓脂肪の蓄積も避けられます。

むしろ、内臓脂肪を始めとする体脂肪の分解がノンストップで（食事をしている最中でも！）続き、肥満とメタボの早期の解消に結びつくのです。

「内臓脂肪」を真っ先に減らす

「はじめに」でも触れましたが、体脂肪は蓄積する場所によって**皮下脂肪**と**内臓脂肪**に分かれます。

皮下脂肪の役割

緩衝《かんしょう》材の役割	＝	皮下脂肪は全身をすっぽり覆《おお》って、外部からの衝撃を緩和《かんわ》するクッション材のような働きがあります。
断熱《だんねつ》材の役割	＝	脂肪は熱を伝えにくいため、外気温が低くなっても一定の体温を保ちます。人類が極寒の氷河期を生き残れたのは、衣服をまとう知恵だけでなく、皮下脂肪があったからです。
備蓄《びちく》エネルギーの役割	＝	皮下脂肪は血管がまばらに分布しており、日頃活動するためのエネルギー源としては使いにくいという特性があります。その半面、飢餓《きが》などの緊急時には備蓄エネルギーとして大いに役立ちます。ダイエットを始めても、皮下脂肪は落ちにくいですが、それは皮下脂肪を万一に備えたエネルギー源として役立てるためです。

●皮下脂肪＝皮膚のすぐ下にたまる脂肪
●内臓脂肪＝腸などの消化管を固定している膜にたまる脂肪

皮下脂肪は、お腹まわりやお尻、腰まわりにつきやすく、過剰にたまるといわゆる〝下半身デブ〟を招いてしまいます。そのシルエットが洋ナシに似ていることから「洋ナシ型肥満」とも呼ばれます。

一方、内臓脂肪がたまりすぎると、お腹まわりがポッコリと出てきますが、そのシルエットがリンゴに似ていることから「リンゴ型肥満」とも呼ばれます。

太ってくると皮下脂肪も内臓脂肪もたまりますが、このうち真っ先に減らした

いのは、内臓脂肪のほうです。

そもそも適度な皮下脂肪は、体にとって必要不可欠です。

皮下脂肪の役割は、前ページのように大きく3つあります。

内臓脂肪が悪玉ホルモンを増やす

同じ体脂肪でも、皮下脂肪と内臓脂肪の働きは大きく異なります。

どちらも「脂肪細胞」の集まりですが、内臓脂肪の脂肪細胞はホルモンを分泌する働きがより活発なのです。

脂肪細胞は体脂肪をためるだけではなく、ホルモンを全身に分泌しています。

そのホルモンには「善玉」と「悪玉」があります。

内臓脂肪がたまりすぎると善玉ホルモンが減り、悪玉ホルモンが増えて、さまざまな病気にかかりやすくなります。

善玉の代表格は**アディポネクチン**です。血糖値を下げるインスリンの効き目を高めてくれます。さらに余計な脂肪を燃やしたり、血管を修復したり、血管を広げて血圧

内臓脂肪が分泌する悪玉ホルモン

TNF-α	＝ インスリンの効き目を悪くして血糖値を下げにくくする
アンジオテンシノーゲン	＝ 血圧を上げる働きがある
PAI-1	＝ 血管内で生じる血の固まりである「血栓《けっせん》」を溶かす作用を邪魔する

を適度に下げたりする働きもあります。

ところが、内臓脂肪がたまりすぎると善玉のホルモンであるアディポネクチンは減り、逆に悪玉ホルモンの分泌が活発になってしまいます。

内臓脂肪が分泌する悪玉ホルモンには、TNF-α、アンジオテンシノーゲン、PAI《パイ》-1《ワン》などがあります。

いずれの悪玉ホルモンも、内臓脂肪のたまりすぎで増えます。

皮下脂肪は、これらの悪玉ホルモンを内臓脂肪の2分の1から3分の1程度しか分泌しません。これが皮下脂肪よりも内臓脂肪を優先して減らすべき大きな理由でもあります。

この他、脂肪細胞は**レプチン**というホルモンも分泌しています。レプチンは脳に働きかけて食欲を抑えて満腹感をもたらし、自律神経のうち**交感神経**を刺激してエネルギー代謝を高める働きがあります。

さらには、食べすぎを防いで代謝を上げ、体脂肪が増えないようにも作用します。

レプチンは、ギリシャ語で「痩せる」という意味を持つ「レプトス」から名づけられたように、レプチンがつねに働いていれば、誰も太ったりしないはずなのです。

その後の研究で、太っている人はレプチンが分泌されていても、効きにくくなっていることがわかりました。脳でレプチンを受け取るセンサーの活性が鈍化するのです。

つまり、内臓脂肪がたまりすぎて太ってしまうと、レプチンが出ていても痩せにくくなってしまうということです。

内臓脂肪は「中年以降」に増えやすい

体脂肪は「皮下脂肪→内臓脂肪」の順にたまります。

最初は人体に欠かせない皮下脂肪として蓄積されますが、それが増えすぎると今度は内臓へと誘導されるのです（それ以上太ると、肝臓や筋肉など、本来はたまるはずがないところに脂肪がたまる**異所性《いしょせい》脂肪**となります）。

とくに女性は45～55歳前後で閉経すると、内臓脂肪が増えやすくなります。

女性ホルモンには皮下脂肪をためる働きがありますが、これは妊娠と出産に関わる骨盤内の臓器を守るためです。

そのため太っている女性は、骨盤まわりに皮下脂肪がたまった「洋ナシ型肥満」が多いです。

閉経すると、女性ホルモンの分泌量は激減します。それにより皮下脂肪をためるのが下手になり、その分だけ内臓脂肪が増えやすくなるのです。

女性の場合、内臓脂肪は閉経期を迎えるまでは少しずつしか増えませんが、閉経後はそれ以前の2倍以上の速さで増えます。

そのため中高年の女性は、男性のようにお腹がせり出る「リンゴ型肥満」が増えてきます。

若い女性には、ＢＭＩ（体格指数＝次ページ参照）は標準レベルで、外見上も太って見えないのに、内臓脂肪をためこんでいる**隠れ肥満**の人が少なくありません。

BMI（体格指数）を算出してみよう

肥満とは無駄な体脂肪がたまりすぎた状態で、BMI(体重をメートル換算した身長で2回割った数字)25以上をさします。

身長165cmで体重70kgなら、70÷1.65÷1.65≒25.7なので、肥満となります。

以下の計算式にあてはめて、自分のBMIを計算してみましょう。

$$\text{BMI（肥満の判定）} = \frac{\text{体重（kg）}}{\text{身長（m）} \times \text{身長（m）}}$$

厚生労働省の『日本人の食事摂取基準』(2015 年版) では、目標とするBMI を 18～49 歳で「18.5～24.9」、50～69 歳で「20.0～24.9」、70 歳以上で「21.5～24.9」としています。

私は身長167cmで体重57kgですから、57÷1.67÷1.67≒20.4と目標範囲内です。

男性は20代で4人に1人(26.8%)がBMI25以上の肥満。そこから加齢とともに肥満率は上がり、40代ではもっとも高く3人に1人(35.3%)が肥満です。20～60代の肥満率の平均は約33%です。

女性は20代では肥満の人は少ないのですが、30代以降は右肩上がりで肥満者の割合が急増。70代以降でもっとも肥満率が高まり、40～60代の肥満率の平均は約22%です。

厚生労働省『平成29年国民健康・栄養調査』より

カロリー制限をするダイエットなどで筋肉量が落ちてしまい、基礎代謝が下がり、その分だけ内臓脂肪が増えているケースが多いです。

内臓脂肪のたまりすぎを見極める

同じ肥満でも、皮下脂肪優位型の「洋ナシ型肥満」より、内臓脂肪優位型の「リンゴ型肥満」のほうが、病気にかかるリスクは高まります。

内臓脂肪優位型の「リンゴ型肥満」は、巨大化した内臓脂肪から悪玉ホルモンがじゃんじゃん分泌されるため、肥満度とはかかわりなく**血糖値**、**血圧**、**中性脂肪値**が上がり、**心臓病**、**脳卒中**といった死に至る病が発症しやすくなります。

こうしたリスクを背景として、2008年に始まったのが〝メタボ健診〟なのです。40〜74歳までの公的医療保険加入者全員を対象としたもので、正式には**特定健診・特定保健指導**といいます。

メタボリックシンドローム（メタボ）は、**内臓脂肪症候群**とも呼ばれています。内

メタボリックシンドロームの診断基準

腹囲(ヘソの高さで測る)	男性85cm以上、女性90cm以上
血糖値	空腹時血糖値110mg/dℓ以上
血圧	収縮期血圧130mmHg以上かつ／または拡張期血圧85mmHg以上
HDLコレステロール値・中性脂肪値	HDLコレステロール40mg/dℓ未満かつ／または中性脂肪値150mg/dℓ以上

日本動脈硬化学会を始めとする8学会による診断ガイドラインより

臓脂肪のたまりすぎから生じる血糖、血圧、中性脂肪値などの異常を意味しています。

これが、動脈が狭く硬くなり、血管が詰まりやすくなる「動脈硬化」を引き起こします。心臓病や脳卒中は、動脈硬化を背景として起こるのです。

メタボ健診では、ヘソの高さで測る腹囲が「男性85㎝」「女性90㎝」以上かどうかが目安となります（これがヘソの高さでの内臓脂肪の断面積が「100㎠」に相当すると考えられるのです）。

これを超えると内臓脂肪から分泌される善玉ホルモンが減り、悪玉ホルモンが増えることがわかっています。

52歳で食べトレを始める前の私は、ＣＴで撮影した内臓脂肪の断面積が「１２６㎠」ありました。これは完全な内臓脂肪型肥満であり、そのために高血糖や高血圧に悩まされていたのです。

腹囲が条件を満たしたうえで、**血糖値、血圧、脂質値（ＨＤＬコレステロールと中性脂肪の値）**の２つ以上が診断基準を満たすと、メタボと診断されます。

内臓脂肪は脂質制限ではなく糖質制限で減らす

メタボ健診に引っかかると、内臓脂肪を減らして痩せるように食事の指導を受けます。そこでは「カロリー制限」「脂質カット」で、内臓脂肪を減らすように指導されるでしょう。

でも、それでは内臓脂肪は思ったように減りません。しかも、続けるのが困難です。

もうおわかりのように、内臓脂肪が増える原因は、脂質ではなく糖質の過剰摂取にあります。しかも、指導の通りにカロリー制限と脂質カットに励んでも、空腹が辛くて長続きしません。

内臓脂肪を減らすには、糖質制限がいちばん効果的なのです。

肥満の要因は、脂質の摂りすぎだと長年信じられてきました。

その根拠になっているのは、食べてカロリー（エネルギー）になる3大栄養素（たんぱく質、脂質、糖質）を1gあたりのエネルギーで比べると、**たんぱく質と糖質は1gあたり「4kcal」なのに、脂質は1gあたり「9kcal」と2倍以上も高カロリー**だということです。

たんぱく質と糖質より2倍以上も高カロリーの脂質をたくさん摂ると太る、という〝それっぽい理屈〟が長年信じられてきたわけです。

いまだにこの理屈を信じている人は多いです。

しかし、その理屈はあっさりと覆《くつがえ》されているのです。

日本以上の〝肥満大国〟であり、肥満による死亡リスク（その多くが過剰な内臓脂肪の蓄積によるもの）が先進諸国で断トツに高いアメリカでは、この〝脂質悪玉説〟と〝カロリー神話〟にすっかり惑わされてしまい、食事中の脂質を減らす一大キャンペーンを実施しました。

全米あげての大キャンペーンで、１９７１年から２０００年の30年間で1日の摂取カロリーに占める脂質の割合（エネルギー産生栄養素バランス＝以下「カロリー比」）を36・９％から32・８％へと４％以上も削減しました。

ところが**「脂質を減らせば痩せる」という予想に反し、肥満率は14・5％から30・9％へと倍増してしまったのです**（いずれも男性の場合、データ出典：『全米健康調査』）。

脂質を減らしたのに肥満が増えたのは、糖質の摂取量が増えたためです。

摂取カロリーの総量が変わらないのなら、脂質を減らした分だけ、たんぱく質と糖質を増やすことになります。

ファストフードなど糖質が豊富な食品は、肉や魚などのたんぱく質が豊富な食品に比べて安価です。そのため多くのアメリカ人は、脂質を減らした分、安上がりな糖質の摂取が増えたのです。

そうした糖質過多の食生活により、内臓脂肪は減るどころか、逆に肥満の増加を招いたのでした。

71年にはアメリカ人男性の糖質の摂取量はカロリー比で42・４％でしたが、2000年には49・0％と6％以上も増加。これが肥満の倍増につながったのです。

COLUMN
本当に怖い「科学的根拠」①

「糖質摂取量を４群に分けると、糖質摂取量が多いほど心血管疾患の発症リスクが高い」

中国・上海の人々を対象とした研究結果〜2013年「上海コホート研究」より

11万7366人を対象とした大規模な研究で男女比は次の通り。

●女性6万4854人（平均追跡期間は９・８年）
●男性5万2512人（平均追跡期間は５・４年）

この研究期間に女性120人と男性189人が**心血管疾患（心臓病）**を発症。この発症リスクを、１日あたりの糖質摂取量で４グループに分けて比較すると、次の結果が得られました。

●女性の心血管疾患の発症リスク

１：糖質摂取量264ｇ／日未満	1.00
２：糖質摂取量264ｇ〜282ｇ／日未満	1.19
３：糖質摂取量282ｇ〜299ｇ／日未満	1.76
４：糖質摂取量288ｇ／日以上	2.41

●男性の心血管疾患の発症リスク

１：糖質摂取量296ｇ／日未満	1.00
２：糖質摂取量296ｇ〜319ｇ／日未満	1.50
３：糖質摂取量319ｇ〜339ｇ／日未満	2.22
４：糖質摂取量339ｇ／日以上	3.20

糖質摂取量が少なければ少ないほど、心血管疾患（心臓病）の発症リスクが低いことがわかります。

この研究は、エビデンスの高い前向きコホート研究（ある集団の疾病発生率を現時点から未来へ向かってデータ収集した研究）であり、掲載された雑誌も信頼度が高いものです。

第5章

糖質は必須じゃない

糖質（ブドウ糖）は体内で作られる

再三いうように**「糖質は必須の栄養素だから糖質制限は危険」というのは明らかな間違いです。**

3大栄養素（たんぱく質、脂質、糖質）のうち、たんぱく質には**必須アミノ酸**、脂質には**必須脂肪酸**があるのは前述した通りです。

なぜ「必須」とつくかというと、これらは体内で自ら作ることができないため、日々の食事から摂取する必要があるからです。

一方、**〝必須糖質〟というものは存在しません。糖質は必須ではないからです。**必要な糖質（ブドウ糖）を体内で自ら作り出す**糖新生**という仕組みが備わっていますから、糖質制限をしても健康に悪影響はないのです。

これまで「糖新生」という言葉が何度か出てきましたが、ここで詳しく解説しておきましょう。

糖質（ブドウ糖）は全身の細胞のエネルギー源です。前述のように血液で酸素を運んでいる**赤血球**は、ブドウ糖しかエネルギー源にできない細胞ですし、目の**網膜**《もうまく》**細胞**や**脳細胞**も、日常的にブドウ糖を必要としています。

このようにブドウ糖は人体に欠かせないエネルギー源なので、血液中の血糖値が一定の範囲内に保たれるようにコントロールされているのです。

血糖値が下がったら血糖を補充するため、肝臓に「グリコーゲン」としてブドウ糖の集合体を貯蔵しています（筋肉に蓄えられたグリコーゲンは筋肉専用のエネルギー源なので、血糖値を保つために使われることはありません）。

しかし、肝臓に蓄えられているグリコーゲンの量はわずか「70～80g」程度しかありません。これだけの量では血糖値を保てませんから、肝臓は糖新生によって糖質を自ら作り出しているのです。

糖新生の原料になるのは、脂質の代謝物である**グリセロール**、おもに激しい運動など酸素を用いないエネルギー代謝（解糖系）から生じる**乳酸**、筋肉の**アミノ酸プール**（**アミノ酸の貯蔵**）から供給される**アミノ酸**などです。

私たちの体は安静時でもブドウ糖を必要とします。空腹時血糖値は60～100㎎／dℓに保たれていますが、糖新生は、それ以上のブドウ糖を作り出す能力があります。

また、人体に循環している血液量は約4ℓありますが、そのなかには約4gのブドウ糖が含まれています。

人類700万年の歴史で、現代のように食べ物に不自由しない飽食《ほうしょく》の時代は、ここ半世紀くらいのことです。いまでも世界の9人に1人、およそ8億人以上が飢餓に苦しんでいます。

もしも〝必須糖質〟というものが存在し、食べ物から摂らなくてはいけないとしたら、飢餓や絶食が日常的で、いまのように糖質を満足に摂れなかった時代をご先祖様は生き延びられなかったことでしょう。

1万年前に農耕が始まって穀物を作り始める前、狩猟・漁労・採集をしていた時代には、たんぱく質や脂質を含む肉や魚介類のほうが手に入りやすく、木の実や果物のように糖質を含む食べ物は手に入りにくかったと考えられます。

そこで肝臓で盛んに糖新生をして、体内で自らブドウ糖を作り出す機能が発達したのでしょう。

糖新生は飢餓や絶食にも対応できるのですから、多少なりとも糖質が入ってくる糖質制限には余裕で対応できるのです。

内臓脂肪を燃焼しやすい体になる

糖質制限をすると、私たちの体は**脂肪酸**、**ケトン体**を積極的に利用する体質に変わります。つまり、内臓脂肪を始めとする体脂肪を積極的に利用するようになるので、内臓脂肪がストンと落ちるのです。

ちょっと驚くかもしれませんが、糖質制限を始めると血液中のケトン体濃度が高まるため、体から〝甘酸っぱい臭い〟が発生することが時にあります。これは**ケトン臭**と呼ばれています。

その正体は、ケトン体の一種である**アセトン**というものです。アセトンは尿や呼気から排泄《はいせつ》されますが、独特の甘酸っぱい臭気があるため、ケトン臭として感じられるのです（糖質制限を始めてもケトン臭がまったくない人もいます）。

糖質制限のデメリットといえば、これくらいのものですが、これも糖質制限を始めて3～6か月ほど経てば、アセトンが尿や呼気から排泄されなくなるので、ケトン臭がなくなります。

ケトン臭を感じなくなったら、ケトン体をエネルギー源として本格的に利用できる体質に変わった証拠です。

体脂肪をエネルギー源として使いやすい体ができあがったということですから、よりスリムな体型を維持しやすくなるのです。

私が20代の頃と同じ体重をずっとキープできているのは、このためです。

私の尿中のケトン体は基準値内です。17年続けている糖質制限によって、ケトン体をエネルギー源として利用する体質ができあがっているため、尿中に排泄されなくなっているのです。

さらに詳しく説明すると、ケトン体の一種である**β‐ヒドロキシ酪酸**の私の血液中の濃度は、一般の基準値（85μmol／ℓ以下）と比べるとかなり高値で、10倍以上のことも多いです。農耕を始める以前、全人類が糖質制限をしている状態だった頃は、私のような血中ケトン体値が標準的だったと考えられます。

そもそも、このβ‐ヒドロキシ酪酸は高値でもまったく問題ありません。むしろ、高値のほうが健康度は高まるのです。

なぜなら、β‐ヒドロキシ酪酸はエネルギー源になりますし、有害な**活性酸素**による体の酸化を防いだり、動脈硬化やアルツハイマー病の背景にあって炎症に関わる**インフラマソーム**というたんぱく質の複合体を阻害する働きがあるからです。

「ケトン体が危ない」なんて大ウソ

このようにケトン体は、人体に安全なエネルギー源ですが、医師にも「ケトン体は危ない」という誤った認識をいまだに持ち続けている人が少なくありません。

ケトン体を危険視する最大の根拠となっているのは「血中のケトン体が高値になると、**糖尿病性ケトアシドーシス（酸性血症）**を引き起こす恐れがある」というもの。

ケトン体は酸性の物質なので、血中で増えると血液が酸性に傾くことは事実です。

たしかに体内でインスリンを作れず血糖値をコントロールできない**1型糖尿病**の患者さんが、急にインスリン注射を中止したときなどに糖尿病性ケトアシドーシスを起こすことが稀にあります。

しかし、一般の健常人はもちろん、生活習慣に起因する**2型糖尿病**の患者さんがインスリン機能が保たれているときに糖質制限をして、ケトン体が高値となっても糖尿病性ケトアシドーシスを引き起こす心配はありません。

糖尿病性ケトアシドーシスは、〝インスリン作用の欠乏〟が前提となるからです。そうでなければ、糖質制限をして酸性のケトン体が増えても、体内環境を一定範囲内に保とうとする働きにより、速やかに正常なpH《ペーハー》に戻るのです。

ケトン体が増えたとしても、それは健全な「生理的ケトーシス」というものなので、心配することはありません。

ケトーシスとは「エネルギーとして脂質を使いやすい状態」のこと。言い換えれば、「体脂肪が燃えやすい体内環境」ということでもあるのです。

新生児や母乳育児中の乳児は、成人と比べてケトン体が数倍高値ですが、この事実だけみても、ケトン体が安全なエネルギー源であることがわかります。

新生児のケトン体が高値なのは、妊娠中に「胎盤《たいばん》」でケトン体を作って、胎児にエネルギーを供給しているからです。

胎盤のケトン体値は、成人基準値の20〜30倍です。

母乳育児中の乳児のケトン体も高値なのは、母乳の脂質の割合がカロリー比でおよそ半分と「高脂肪」だからです。母乳という高脂肪食から、乳児の肝臓でケトン体が作り出されているのです。

肉はたくさん食べていい

「肉の脂は体に悪い」というのも誤解です。

肉の脂（動物性脂肪）には**飽和脂肪酸（バターやラードなど常温で固まりやすい脂）**と呼ばれる脂質が含まれています。その摂りすぎは**脳心血管疾患（心臓や脳や血管などの病気）**のリスクだと長年考えられてきました。

ところが2010年、アメリカの栄養学雑誌『アメリカン・ジャーナル・オブ・クリニカル・ニュートリション』で画期的な論文が発表されました。

「メタ解析」という手法で、およそ35万人を5～23年間にもわたって追跡した結果、「飽和脂肪酸と脳心血管疾患の発生率には関連がなかった」というのです。

脳心血管疾患のリスクになるのは、糖質の過剰摂取とそれによる糖化・酸化です。

控えなければならないのは動物性脂肪ではなく、糖質なのです。肉に含まれる飽和脂肪酸は、むしろ「酸化されにくい」という強みがあるくらいです。

肉に含まれているのは、飽和脂肪酸だけではありません。牛肉の場合、その脂肪酸の半分は**不飽和脂肪酸（魚油やサラダ油など常温で固まりにくい油）**である**オレイン酸**です。これは健康にいいと定評のある**オリーブオイル**の主成分でもあります。

卵もたくさん食べていい

忌《い》み嫌われている動物性脂肪に**コレステロール**があります。

卵はコレステロールを多く含むので、「卵は1日1個まで。2個以上食べるとコレステロール値が高くなって危険」と長年言われてきました。

しかし、これは根本的に間違っています。

食事から摂ったコレステロールは、血液中のコレステロール値に影響を与えないことがわかっているのです。

肉や卵を食べれば脳卒中のリスクが下がる

肉に含まれる飽和脂肪酸は、脳卒中のリスクを下げる可能性もあります。

国立がん研究センターの研究成果で、2013年に『ヨーロピアン・ハート・ジャーナル』という国際専門誌上で発表されました。この研究では、心臓病や高血圧症といった循環器疾患にも、がんにもかかっていなかった男女約8万2000人を対象として、平均約11年間調査しました。

その結果、**脳出血や脳梗塞による「脳卒中」の発症リスクは、飽和脂肪酸をもっともたくさん摂取するグループでいちばん低く、飽和脂肪酸の摂取量がいちばん少ないグループより23%低かった**のです。

心筋梗塞では、飽和脂肪酸の摂取量が増えるほど発症リスクが高まります。脳卒中と心筋梗塞の発症リスクが少ないのは、飽和脂肪酸が「1日20g」前後のグループ。日本の成人の飽和脂肪酸の摂取量は「1日17g」くらいですから、**良質の肉や卵からもう少し動物性脂肪の摂取を増やしてください。**

卵は糖質がほぼゼロであり、たんぱく質、脂質、ビタミン、ミネラルなどの栄養素をバランスよく含んでいる「完全栄養食品」です。卵が好きなら、２個でも３個でも食べてください。

そもそも、コレステロールは悪玉ではなく、体に必須の栄養素です。体のさまざまな機能を調整する**ホルモン**や、カルシウムの吸収を助けて骨を丈夫にする**ビタミンD**の原料であり、全身に37兆個もあるとされる細胞を包んでいる**細胞膜**を作っています。

脳の成分としても重要で、成人のコレステロールのおよそ４分の１は脳に集中しているのです。

このようにコレステロールは重要で欠かせないので、必要量のおよそ8割は、糖質と同じく肝臓で作り出されています。食事から摂り入れるコレステロールは、全体の2割ほどでしかありません。しかも、食事からの摂取量が増えたら、肝臓で作り出される量が抑えられるので、卵を食べすぎても血液中のコレステロール値は増えないのです。

このため日本でもアメリカでも、それまで定めていたコレステロールの摂取制限を2015年に撤廃しています（**家族性高コレステロール血症**という遺伝性疾患がある人は、例外的に食事から摂るコレステロールの制限が必要になる場合があります）。

果物は害になる

健康のために果物を積極的に食べている人は多いと思います。

厚生労働省でも1日200g程度の果物の摂取を推奨しています。

果物200gの目安は、「バナナ2本」「イチゴ12粒」「ミカン2個」「カキ2個」「グレープフルーツ1個」「リンゴ1個」「キウイフルーツ2個」です。

果物には野菜と同じようにビタミン、ミネラル、食物繊維などが含まれているだけに、ヘルシーなイメージが強いですが、実のところそうでもありません。糖質がたくさん含まれていて血糖値を上げるからです。

糖質にはいくつかの種類がありますが（61ページ参照）、果物に含まれるのは**果糖**、**ブドウ糖**、**ショ糖**など。このうち要注意なのは、果物の甘みのもとである果糖です。

果糖は、ブドウ糖など他の糖質とは性質が異なります。

ブドウ糖は体内に吸収されたあとの代謝はほぼ解明されていますが、果糖は体内に入ってからの振る舞いが、謎に包まれているのです。

唯一わかっているのは、果糖が猛毒である**AGEs《エージーイーズ》（終末糖化産物）**を極めて生じやすいことです。

AGEs研究の第一人者である帝京大学医学部の山内俊一教授は、「果糖は体内のたんぱく質と結びつく力が理論上、ブドウ糖の約100倍であることがわかってきた」（日経ヘルス、2013年）と述べています。果糖のように体内のたんぱく質と結びつく力が高いほど、危険なAGEsを作る能力が高いのです。

果物は太りやすい

果物に含まれる果糖は以前、健康にいい糖質だと考えられていました。実際は健康にいい糖質などありませんが、世の中ではそう思われていたのです。

その根拠となったのは、果物（果糖）を食べても血糖値があまり上昇しないことです。しかし、**果糖は小腸から吸収されると肝臓に直行し、そこで速やかに「中性脂肪」として蓄積されるので、血糖値はあまり上昇しない代わりに太りやすいのです。**

このように、体内に入った果糖をすぐさま中性脂肪に変えてしまうのは、人体に備わった防衛反応ではないかと、私は考えています。

果糖はブドウ糖よりも約１００倍も猛毒のＡＧＥｓを生成しやすくてかなり危険なだけに、即座に代謝して中性脂肪に変えておく必然性があるのでしょう。

それでも摂取した果糖は、すべてが中性脂肪に変えられるわけではなく、血液に入ります。

それが全身を巡り、ＡＧＥｓを生成して血管や臓器にダメージを与えるのです。

果物の摂りすぎに注意

“最近の果物は甘いものが多いため
摂りすぎに注意しましょう”

果物の甘さは果糖と呼ばれる単糖類の増加によるもので、果糖は消化吸収が早く、トリグリセリド（※中性脂肪のこと）を増加しやすく、糖代謝も悪化させます。

⇑

1日200g程度の果物摂取を推奨している厚生労働省も、こんなふうにわざわざ言及しています！

農耕を始める前の私たちのご先祖様も、野生の果物を口にすることはありましたが、それは量・質ともに現代の果物とは大きく異なります。

現代の果物は品種改良によりサイズが大きく、糖度も高く、果糖がたっぷり含まれています。イチゴであれば、野イチゴは小粒で酸っぱいのに、ブランドもののイチゴなどは同じ果物とは思えないほど大ぶりで甘みが強いです。

現代の果物は、もはや「毒」と考えたほうがわかりやすいと、私は思っているのです。

より注意が必要なのは、ヘルシーなイ

メージのある果汁100%の果物ジュースです。

オレンジジュースやブドウジュースなどの果物ジュースは、甘くて喉越しがいいので、コップ1、2杯は平気で飲めてしまいます。健康に良さそうだからと飲んでいると、大量の果糖が体内に入り、中性脂肪とAGEsが蓄積してしまいます。

果物ジュースには食物繊維がほぼ含まれていないので、果糖が体内へ急速に吸収されます。厚生労働省も「果汁100%のジュースは食物繊維が期待できず、糖分も多いので注意が必要です」としています。

野菜ジュースにも50%程度の果汁が含まれている場合があります。「栄養成分表示」の糖質量をよくチェックしてから買うようにしましょう。

飲料の「果糖ブドウ糖液糖」は猛毒

果物ジュースよりも、さらに注意が必要なのは異性化糖《いせいか》と呼ばれるタイプの果糖です。この果糖の主原料は果物ではなく、安価なトウモロコシから作る**コーンシロップ**。これを加工すると**果糖**、**ブドウ糖**が大量に製造できるのです。

異性化糖は砂糖よりも低コストで製造できるため、アメリカで大量生産されており、日本にも大量輸入されています。

果糖とブドウ糖からなる異性化糖のうち、果糖のほうが多いと**果糖ブドウ糖液糖**、逆にブドウ糖のほうが多いと**ブドウ糖果糖液糖**と表記されます。

異性化糖という言葉は知らなくても、「果糖ブドウ糖液糖」や「ブドウ糖果糖液糖」という単語を目にしたことはあるはず。コーラやスポーツドリンクなどの清涼飲料水に多く含まれているので、ボトルに貼ってある「栄養成分表示」でよく見かけます。

果糖ブドウ糖液糖は、果糖が多いので「中性脂肪」「AGEs」が生じやすく、とくに太りやすいです。

ブドウ糖果糖液糖は、ブドウ糖が多いので「血糖値の急上昇」「インスリンの大量分泌」を招き、血管とすい臓を傷めつけます。どちらも猛毒といえるでしょう。

近頃は、果糖と**脂肪肝**とのかかわりが注目を集めています。

脂肪肝とは、肝臓に中性脂肪が過剰にたまった状態です（これが125ページで触れた**異所性脂肪**の一種です）。

脂肪肝というと昔から〝大酒飲み〟がなるものとして知られていますが、お酒を飲まない人でも脂肪肝になることがあります。この**非アルコール性脂肪肝**は、単に肝臓で脂肪を蓄積するだけでなく、炎症を起こすこともあります。

これを**非アルコール性脂肪肝炎（NASH《ナッシュ》）**といいますが、このNASHの一因が〝果糖の摂りすぎ〟なのです。

飲酒をともなわないNASHは、慢性の肝障害が進行し、末期になると**肝硬変**、**肝臓がん**に移行することもありますから、果糖を甘くみてはいけません。

果汁100%ジュースや異性化糖を含む甘い清涼飲料水は、中性脂肪とAGEsの発生装置のようなものでもありますから、一切口にしないほうが賢明です。

「人工甘味料」は少量ならOK

糖質制限の味方になってくれるのが、血糖値を上げない**人工甘味料**です。

「人工」とつくと不安に感じる人は多いようですが、大丈夫です。私自身、それほど気にせずに摂っています。

人工的に生成された「白砂糖」は体に悪いけれど、「黒砂糖」「ハチミツ」は天然だから体にいい。そう信じている人は案外多いのですが、黒砂糖もハチミツも白砂糖と同じように血糖値を上げる悪玉に変わりありません。

食品の栄養成分表示で見かける「アスパルテーム」「アセスルファムK」「スクラロース」などの人工甘味料は、血糖値を上昇させませんから、黒砂糖やハチミツよりも安全です。

これらの人工甘味料は、自然界には存在しない**合成甘味料**です。

こうした人工の添加物には、厚生労働省が**1日許容摂取量（ADI）**という基準を定めています。たとえばスクラロースは、350㎖缶や500㎖ペットボトルであれば、1日3本（1050〜1500㎖）までなら許容範囲としています。

他の合成甘味料も、これと同じようなものと考えていいでしょう。

合成甘味料を含む飲み物を毎日飲むとしても1、2本にしておけば、何も問題はないのです。

私自身、アセスルファムKを含むノンアルコールビールテイスト飲料『オールフリー』（サントリー）をよく飲んでいます。

人工甘味料「エリスリトール」は
ゼロカロリー＆血糖値も上げない

**“エリスリトールは
安全性が十分に高いので
1日摂取許容量は定める必要がない”**

⇑

エリスリトールは、国連食糧農業機関（FAO）と世界保健機関（WHO）の合同委員会から高い評価を受け、その安全性は世界的に認められています。

人工甘味料で何よりもおすすめなのは、「エリスリトール」です。もし合成甘味料が心配なら、こちらを使うようにするといいでしょう。

エリスリトールは**糖アルコール**という種類の人工甘味料の一種です。

これは自然界に存在しない合成甘味料とは異なり、メロン、ブドウ、ナシなどの果物や発酵食品にも含まれていて、甘味料としてはブドウ糖を発酵させて作られます。

エリスリトールは私も砂糖の代わりに愛用している『ラカントS』（32ページ参照）の主成分です。

同じ糖アルコールでも、食品の栄養成

分表示で見かける「キシリトール」「ソルビトール」「マルチトール」などは、砂糖の半分くらい血糖値を上げますから、避けたほうが無難です。

「カゼを引いたらお粥」は間違い

カゼを引いてしまったときには、お粥《かゆ》やうどんのように水分たっぷりで消化しやすく、体をポカポカと温めてくれる食べ物を口にするといいとされています。

同じような効果を求めて、「スポーツドリンクを温めて飲みなさい」とすすめる医師もいます。

お粥、うどん、スポーツドリンクは、いずれも糖質をたくさん含んでいます。お粥やうどんに含まれる糖質は**でんぷん**であり、スポーツドリンクに含まれているのは**砂糖、果糖ブドウ糖液糖**などです。

そもそもカゼを引いたら、糖質制限を中断したほうがいいのでしょうか?

いいえ、そんなことはありません。

カゼによる下痢や発汗をともなうと脱水しやすいため、お粥やうどん、スポーツドリンクのように、水分と塩分を含むものを摂るという点は理にかなっています。

しかし、スポーツドリンクはともかく、**お粥やうどんが「消化しやすい」という根拠はありません。**

お粥やうどんなどの糖質を咀嚼《そしゃく》すると、唾液《だえき》に含まれる**アミラーゼ**という消化酵素がでんぷんを**加水分解**します。

食べ物をロクに噛まずに飲み込む人は多いですし、お粥やうどんではその傾向が顕著です。

すると、あまり分解されないままの糖質が胃へ流れ込みます。

胃のなかでは大量の**胃液**が分泌され、**撹拌運動**《かくはんうんどう》により食べ物と胃液が混ざります。このドロドロの粥状のものを胃で貯留し、**蠕動運動**《ぜんどううんどう》（撹拌・粉砕《ふんさい》・移送）によって、少しずつゆっくりと小腸（**十二指腸**）へ送り出します。

胃から十二指腸へのたんぱく質や脂質の移送は、糖質よりも速そうです。少しずつゆっくりと小腸（十二指腸）へ送り出します。

私の盟友である夏井睦医師によると、二日酔いなどの体調不良で担ぎ込まれた患者さんの胃を内視鏡で調べると、残っているのは米や麺類などの糖質でした。

お粥やうどんが消化しやすいというのは、「あっさりしているから消化も早く進むに違いない」という〝思い込み〟でしかないのです。

「逆流性食道炎」は糖質制限で治る

糖質制限をすると逆流性食道炎が改善することからも、糖質が消化されにくいことが間接的に証明されると、私は考えています。

逆流性食道炎とは、酸性の胃液やそれと混ざった食べ物が、食道に逆流して炎症を起こし、胸やけや胸の痛みなどが生じるものです。

一般的には加齢や肥満に加えて、消化の悪い脂質やアルコールの摂りすぎが原因とされています。

しかし実際には、**逆流性食道炎の症状を訴える患者さんの大半が、糖質制限を始めた瞬間からリアルタイムで症状が軽くなります。**

私も始めは信じられなかったのですが、100人以上の患者さんの逆流性食道炎の症状が軽くなっていることから、脂っこいものより糖質こそが、逆流性食道炎による胸やけなどを起こす原因だと確信しました。

しかし、なぜ糖質摂取で胸やけが生じるかは、まだよくわかっていません。私には「糖質の過剰摂取に対する人体の拒否反応」が逆流性食道炎であり、「こんなもの、要らない！」という体の悲鳴のように思えてなりません。

お粥もうどんも糖質をたくさん含むので、血糖値が急上昇します。**高血糖になると体内の酸化が進んで免疫《めんえき》機能が落ちるので、逆にカゼが治りにくくなる恐れがあります。**

スポーツドリンクは消化吸収が素早い分、お粥やうどんよりも、さらに血糖値を急上昇させ、体内の酸化が進行して免疫機能が落ちます。

では、カゼを引いたら、何を食べればいいのでしょうか？

食欲がなくても食べられて、消化しやすく、体を温め、水分を補給しながら糖質制限ができるものはちゃんとあります。

手軽でおすすめなのは「湯豆腐」です。豆腐は必須の栄養素であるたんぱく質と脂質を含み、薬味にショウガを添えると、体がより温まります。

野菜スープ、卵スープ、具だくさんの味噌汁、茶碗蒸しなどは、たんぱく質、脂質、ビタミン、塩分などのミネラルなどを含んでおり、糖質以外の栄養素に乏しいお粥やうどん、スポーツドリンクよりも体力の回復に効果的です。

カゼが治ってきて食欲が出てきたら、**寄せ鍋、しゃぶしゃぶ、豚汁**（サトイモや根菜は除く）などから、糖質以外の栄養素を偏《かたよ》りなく摂って体力の回復に努めましょう。

アスリートにも糖質制限は効果的

これまで運動には糖質の摂取が欠かせないとされてきましたが、これもすでに古い常識になりつつあります。

２０１９年のテニス全豪オープン女子シングルス初優勝、そして前年の全米オープンに続くグランドスラム（４大大会）２連覇という日本女子選手初の快挙を成し遂げた大坂なおみ選手。また、４大大会では２０１８年のウィンブルドン選手権から３大会連続優勝となったノバク・ジョコビッチ選手。

大坂選手とジョコビッチ選手には共通点があります。2人とも糖質制限をしているのです。

大坂選手は「食べるのはゆでたチキンやブロッコリー。炭水化物は摂らない」と語っています。優勝後には「抹茶アイスとカツカレーとカツ丼が食べたい」と言っていましたが、糖質は完全にご褒美なのです。

ジョコビッチ選手は、小麦のグルテンにアレルギーがある「セリアック病」であり、小麦を摂らない**グルテンフリー**の食事をしています。

トレーニングを控えた朝食と昼食は糖質を摂っていますが、食後にトレーニングをしない夕食では糖質制限をしています。

彼の著書『ジョコビッチの生まれ変わる食事』（三五館刊）に載っていた夕食メニューを、高雄病院の管理栄養士が計算したところ、ざっと「糖質15～35g」でした。

厳しいトレーニングとタフな試合が続くプロテニス界の男女トップ選手が糖質制限を取り入れているのですから、運動に糖質の摂取が欠かせないとはいえません。

運動のメインのエネルギー源は糖質ではなく、脂質（脂肪酸とケトン体）なのです。

運動の主役となる筋肉のエネルギー源は糖質と脂質であり、両者はつねに同時に使われています（たんぱく質も一部エネルギー源になりますが、その働きは限定的なのでここでは脇に置きます）。

前述の通り、糖質は筋肉と肝臓に**グリコーゲン**として合計300〜400g程度が蓄えられています。脂質は脂肪細胞に**中性脂肪**として蓄えられますが、体重65kg、体脂肪率20％と標準的な体格の人で13kgほどあります。

糖質は1gあたり4kcal、脂質は1gあたり9kcalです。

体内に貯蔵されている糖質（300〜400g）は、カロリー換算すると1200〜1600kcalですが、脂質は（13kgとすれば）11万7000kcalと桁違いのエネルギー源であることがわかります。

このように脂質は糖質の100倍（カロリー比）のエネルギーを蓄えているのですから、脂質がメインのエネルギー源であることは明らかです。

中性脂肪から分解された「脂肪酸」、脂肪酸から生じる「ケトン体」こそが、筋肉の主要なエネルギー源なのです。

糖質制限は持久系競技でも効果的

米コネティカット大学のジェフ・ヴォレク氏は、持久系のエリートアスリートを対象とする研究を行いました。

普段から糖質を多く摂っているグループ
糖質摂取量が摂取カロリーの約60%

糖質制限をしているグループ
糖質摂取量が摂取カロリーの約10%

※以上を10人ずつに分け、研究施設（2泊3日）で実験と測定

「全力の運動テスト」と「トレッドミル（ランニングマシン）で3時間のランニング」を行ったところ、糖質制限をしているグループのほうが脂質（脂肪酸＋ケトン体）を使う割合が高くなり、運動強度を上げても脂質を利用できることから、**持久的な運動に対してつねに有利である**と結論づけられました。

さらに運動前・中・後のグリコーゲン量も、高糖質グループと低糖質グループで有意な差がないことがわかりました。

糖質制限をしていると、「脂肪酸」「ケトン体」を積極的に使うように体質が変わるのも前述した通りです。

さまざまな研究から、**テニスやサッカーを始めとする大多数のスポーツでは、糖質制限によって脂質とケトン体の利用効率がアップすると、筋肉が効率的に動けるようになり、パフォーマンスが向上することがわかっています。**

ただし、重いダンベルを一気に上げるような高強度の筋トレや１００ｍの全力疾走のような瞬発的な運動では、筋肉に貯蔵した糖質（ブドウ糖）がメインのエネルギー源となるため、糖質制限によるパフォーマンス向上は残念ながら期待で

きないと考えられます。

脂肪酸とケトン体は酸素がないと代謝できないのですが、息が上がるような瞬発的な運動では酸素の供給が追いつかなくなるため、酸素なしでも代謝できるブドウ糖がエネルギー源となりやすいからです。

「熱中症予防にスポーツドリンク」は間違い

日本はどうやらすっかり亜熱帯化したようで、真夏には35度を超える猛暑日も増えてきました。
そうなると心配になるのが**熱中症**です。
消防庁は、猛暑だった2018年8月の熱中症による救急搬送者数は全国で3万4110人に上り、統計を取り始めた08年以降8月としては過去最高だったと発表しました。搬送直後に20人の死亡が確認されています。
熱中症は**体液の不足で起きる障害**、**体温上昇で起こる障害**の総称です。熱中症の4割は住宅で生じており、その大半を占めているのは高齢者です。

体液が不足して**脱水症**になると、熱中症に陥りやすくなります。脱水症になりかけていても、本人も周囲も気づかない**隠れ脱水**という状態もあります。65歳以上のおよそ4割に隠れ脱水の恐れがあるという報告もあります。

高齢者が隠れ脱水や熱中症になりやすいのは、体液をためておくタンクの役割を果たす筋肉が少ないのに加えて、喉の渇きにも鈍感になっているためです。

熱中症が気になる季節になると、**スポーツドリンク**や**経口《けいこう》補水液**の宣伝が増えてきます。

こうした飲料は糖質をたくさん含みますからNGですし、そもそも隠れ脱水を防ぐために、糖質は必要ではありません。

脱水予防に水分補給するなら、実のところ水（ミネラルウォーター）で十分です。スポーツや野外労働などで大量に汗をかかないのなら塩分補給は不要であり、水分補給だけで足りるのです。

無糖の**炭酸水**でもいいです。私は個人的にフランス産の『ペリエ』が好きですが、そこそこ高価なので、日常的には割安の炭酸水をケース買いして飲んでいます。

無糖のコーヒー、紅茶、お茶もＯＫですが、いずれもカフェインを含むのでオシッコが近くなりがちなのが難点です。

カフェインを含まないお茶には麦茶、杜仲《とちゅう》茶、ルイボスティー、さらにブレンドティーの『爽健美茶』『十六茶』も無糖でカフェインゼロなのでおすすめです。

死もある「ペットボトル症候群」にご用心

スポーツや野外労働で一定以上汗をかくと、汗から失ったナトリウム（塩分）を補給するため、水分に加えて塩分補給も必要になります。

大量の汗をかいたときは、１ℓの水に１〜２ｇの食塩を入れる割合で水分補給するといいです。

熱中症を予防しようと、糖質入りの甘いスポーツドリンクや清涼飲料水を飲んでいると、ペットボトル症候群を招く恐れもあります。

前述したように、ペットボトル入りの甘い清涼飲料水には約10％の濃度で糖質が含まれているケースが大半で、５００㎖サイズで角砂糖10個分に相当する糖質が入って

熱中症の予防・治療の方法

何を飲む？

➔ 0.1〜0.2％程度の食塩水
（1ℓの水に1〜2gの食塩）

推奨されている飲水量は？

➔ 高齢者を含む学童から成人が500〜1000mℓ／日

➔ 幼児が300〜600mℓ／日、
乳児が体重1kg当たり30〜50mℓ／日

日本救急医学会『熱中症ガイドライン2015』より

います。

これだけ多量の糖質を含む清涼飲料水を飲んでいると、そのたびに血糖値が急上昇し、その血糖値を下げるためにインスリンが大量に分泌されて**高インスリン血症**が起こります（42ページ参照）。

夏の間、暑いからといって、甘い清涼飲料水をずっと飲み続けていると、インスリンを大量に分泌し続けたすい臓がくたびれてしまいます。

その挙げ句、1日を通して血糖値が200mg／dℓを超える高血糖状態に陥り、すい臓が弱ってしまうという悪循環が起こります。

すると最終的にはインスリンが機能し

なくなってしまい、細胞が血糖を利用できなくなり、ケトン体が増えて**糖尿病性ケトアシドーシス（酸性血症）**という重篤《じゅうとく》な病態になります（139ページ参照）。治療が遅れたら、死亡することもあり得ます。

これこそがペットボトル症候群なのです。糖質制限食でもケトン体は増えますが、インスリン作用が保たれているので安全です。高血糖を続けてインスリンが出せなくなった状態でケトン体が増えるのが、危険なのです。

「塩分摂取は少ないほどいい」わけではない

世界的に見て日本人は、塩分（食塩）の摂取量が多いことで知られています。日本人の塩分摂取量が多いのは、味噌や醤油といった調味料、漬け物や魚の干物といった伝統的な加工食品に塩分が多いからです。

現代ではファストフードなどの加工食品にも、多くの塩分が含まれています。

たとえば、みそ汁1杯「1・2g」、梅干し1個「1・8g」、塩サバ1尾「1・0g」

日本人は塩分摂取が多め

塩分摂取量の目標値（1日）	→	実際は…
男性8.0g未満	→	男性11g
女性7.0g未満	→	女性 9g

欧米諸国での塩分摂取量は1日9.0g未満が大半

厚生労働省『日本人の食事摂取基準』（2015年）より

の塩分が含まれています。この他、カップ麺1個「5・0g」、チーズバーガー1個「2・5g」、牛丼並盛り「2・5g」、コンビニの鮭おにぎり1個「1・4g」の塩分が含まれています（いずれも概算です）。

なお食品の栄養成分表示では、塩分量が「ナトリウム」で示されていることがあります。しかし、塩分は「ナトリウム（Na）」と「クロール（Cl）」の加工物であり、**「ナトリウム量＝塩分量」ではありません。**

正確には、次の通りです。

塩分量（g）＝ナトリウム量（mg）×2・54÷1000

塩分が悪玉視されるのは、おもに高血圧と

のかかわりです。

塩分を摂りすぎると血液中のナトリウム濃度が上がります。すると、血液中のナトリウム濃度を一定範囲内に保つため、血管内に周囲から水分を摂り込みます。こうして血圧が上がってしまうのです。

さらに過剰な塩分が血管に作用すると**動脈硬化**を起こしやすくなり、血管が縮んで、やはり血圧は上がりやすくなります。

日本高血圧学会では、厚労省の目標値（右ページ図参照）よりさらに厳しく、１日の塩分摂取量を「６・０ｇ未満」と指導しています。世界保健機関（ＷＨＯ）が２０１３年に定めたガイドラインはもっと厳しく、高血圧や心臓病予防のために１日の塩分摂取量を「５・０ｇ未満」にするように強く推奨しています。

糖質の過剰摂取は血圧を上げる

すでに触れたように、糖質の摂りすぎで内臓脂肪がたまると、内臓脂肪から血圧を上げる**悪玉ホルモン**が分泌されるようになります（１２３ページ参照）。

一方で、糖質を摂ると追加分泌されるインスリンは、緊張したときなどに高まる**交感神経**を活性化させて血管を縮めるので、血圧が上がりやすくなります。尿の排泄をつかさどる腎臓でナトリウムの再吸収も促しますが、ナトリウムとともに水分も再吸収されるので、むくみと高血圧の原因となります。

すべての食事で糖質制限を実践すると、インスリンの分泌が必要最小限に減るので、ナトリウムと水分は腎臓から尿として排泄される方向にシフトします。すると内臓脂肪も減り、血圧は下がる方向に向かいます。

私自身、糖質制限を始める前のメタボ時代は高血圧でしたが、開始して半年で正常レベルに落ち着きました。

すべての食事で糖質制限を始めると、ほんの数日間で2～3kgくらい体重が減ることがあります。これは体脂肪が燃えて減ったためではなく、インスリンの過剰分泌がなくなり、余分な水分が排泄されて「むくみ」が解消するためです。

ここから話は逆転します。塩分制限はしなくてもいいという話です。

糖質とともに塩分も制限してしまうと、体内の塩分が不足することがあります。だるくなったり、ぼーっとしたり、頭が重たい、痛いといった自覚症状がある場合、塩分不足の恐れがあるのです。

糖質制限をして体がだるくなったり、動きが悪くなったりした場合、そのほとんどの原因は摂取カロリーの不足です。

なかには摂取カロリーは明らかに足りているにもかかわらず、同様の訴えをする人もちらほらいますが、その場合は塩分不足の可能性が高いのです。

私は以前、塩分制限を自ら実体験したことがあります。

摂取カロリーを適切に調整してから、味気のない厳格な塩分制限食を試してみたところ、頭がぼーっとしてだるくなり、集中力が低下しました。この実体験から考察すると、糖質制限をする場合、過度な塩分制限は必要ないといえます。

とくにすべての食事で糖質制限をすると、水分と塩分が排泄されやすくなるので、しっかり水分補給して塩分も普通に摂るほうがいいです。

過剰な塩分制限は控えるべきだという報告もあります。

ランセットという有名な医学雑誌によれば、「高血圧の患者は1日10gくらいまでの塩分摂取でよく、高血圧のない人は1日15gくらいまでOKで、1日7・5g以下だと動脈硬化のリスクがかえって増加する」とのことです。

かつて日本では塩分摂取量が1日20gを超えており、高血圧による「脳出血」で亡くなる人が後を絶ちませんでした。脳出血は、脳内の血管が破れて出血する病気です。肉をあまり食べられなかった時代は、たんぱく質の摂取量が足りなかったため、たんぱく質から作られる血管が脆《もろ》く、高血圧に堪《た》えかねて脳出血が生じやすかったのです。

「高血圧」「心臓病」「腎臓病」などの持病がある人は、過剰な塩分摂取は控えるべきですが、そうでない人が塩分を減らしすぎるのは、必ずしも健康的とはいえません。

COLUMN
本当に怖い「科学的根拠」②

「糖質の摂取量が多くなるほど（心臓病などによる）心血管死、そして総死亡リスクが上がる」

日本人を対象とした基礎調査〜1980年「NIPPON DATA 80」

30歳以上の日本人9200人（女性5160人、男性4040人）を1980年から2009年までの29年間追跡調査した結果、糖質の摂取量が多くなるほど（心臓病などによる）心血管死、総死亡リスクが上がることがわかりました。

●糖質をもっとも多く摂っている第１分位のグループ
（総摂取カロリーの72.7％）
●糖質をもっとも少なく摂っている第10分位のグループ
（総摂取カロリーの51.5％）

第１位〜第10位まで10グループに分けて比べています。

⇓

その結果、糖質摂取がもっとも多いグループに対して、糖質摂取がもっとも少ないグループでは、心血管死リスクが74％、総死亡率リスクが84％へ低下しました（男女合わせたデータ）。

とくに女性は心血管死リスクが59％、総死亡率リスクが79％へ低下しました。

第6章

「食べトレ」で〝糖質病〟とサヨナラ

糖質過多が生活習慣病を招く

本書で紹介している食べトレは、糖質制限食と1日2食の半日断食で、内臓脂肪をストンと落とすことができます。さらに、これまで説明してきたように、万病を防ぐ最強の食事法でもあります。

糖尿病、脳卒中、心臓病といった生活習慣病の大半は、糖質過多による食後高血糖、血糖値が乱高下する血糖値スパイク、過剰なインスリンの分泌が続く高インスリン血症という〝悪の3点セット〟によるものです。

生活習慣病は、まさに〝糖質病〟といえるのです。

糖質過多の食習慣を改めると、生活習慣病のリスクは大幅に下げられます。

逆にいうと、運動や玄米魚菜食といったいわゆる健康的な生活を心がけたとしても、糖質過多の食習慣を改めない限り、生活習慣病は避けられないのです。

それは糖質制限を始める前、内臓脂肪の蓄積とメタボに悩まされていた私自身が実証しています。

生活習慣病の本質は“糖質病”

「(現代の食事では) でんぷんや遊離糖《ゆうりとう》に由来する『利用されやすいブドウ糖』を大量に摂取するようになっている。このような食事内容は血糖およびインスリン値の定期的な上昇をもたらし、糖尿病、冠状《かんじょう》動脈疾患、がん、老化など、多くの点で健康に有害であることが強く指摘されている。

農業の発明以来、ヒトは穀物をベースとした食事を摂取するようになったが、進化に要する時間の尺度は長く、ヒトの消化管はまだ穀物ベースの食物に適応していない。ましてや高度に加工された現代の食物に対して、到底適応しきれていないのである」

(『ヒューマン・ニュートリション　基礎・食事・臨床』第10版日本語版、細谷憲政・荒井綜一・小林修平監修、医歯薬出版、75ページ)

⇓

イギリスの医学教育で教科書として広く用いられている『ヒューマン・ニュートリション』で指摘されたことです。

「生活習慣病」の名づけ親ともいえる聖路加《せいるか》国際病院名誉院長の日野原重明先生は、２０１７年7月18日、１０５歳で逝去されました。

日野原先生は１００歳を超えても現役で、研修医などの教育回診をしたり、講演のため全国各地を飛び回っていらっしゃいました。

日野原先生は、基本的に１日１３０g未満の糖質制限をしていました。糖質からの摂取エネルギー比率は、約27％と低かったのです。

「糖化」が〝糖質病〟の源

〝糖質病〟のもとになるのは、糖質の過剰摂取による**糖化**と**酸化**です。

まずは、糖化から見ていきましょう。糖化とは、ブドウ糖などの糖質が**加熱**によってたんぱく質と結合する反応のことです。

トースターに入れた食パンが小麦色に焼けるのも、鉄板でハンバーグがこんがり焼けるのも、実は糖化によるものです。食品科学の世界では、この反応を初めて発見したフランス人の名前から**メイラード反応**と呼ばれています。

トーストもハンバーグも、このメイラード反応によって美味しく焼けるのですが、それが体内で起こると厄介なことになります。


糖質を摂って血糖値が上がると、その血糖が体温で温められて、体内で糖化が起こります。過剰な糖質（ブドウ糖）が、体のたんぱく質と結合してしまうのです。

健康診断や糖尿病の検査項目の1つになっている**ヘモグロビンA1c（HbA1c）**も、赤血球のなかにあるヘモグロビンというたんぱく質にブドウ糖がくっついて糖化

AGEsによる"糖質病"のリスク

血糖値が高ければ高いほど、高血糖の時間が長ければ長いほど、AGEsの生成と蓄積量は増えます。**AGEsによる"糖質病"のリスクは「高血糖×持続時間」で決まるのです。**

糖化で生じたAGEsがたまると、次のようにさまざまな悪さをします。

- ➔ 血管にたまると**動脈硬化**
- ➔ 骨にたまると**骨粗しょう症**
- ➔ 水晶体（目のレンズ）にたまると**白内障**
- ➔ 皮膚にたまると**シミ、シワ**
- ➔ **人工透《とう》析《せき》、失明や足の切断**といった糖尿病の合併症
- ➔ **聴力低下**にもAGEsはかかわっています

した物質です。

HbA1cは、いわば糖化の中間段階です。さらに糖化が進むと、最終的には凶悪な**AGEs（終末糖化産物）**が生じます。

糖化の中間段階であるHbA1cまでは、条件次第で糖化をリセットできます。一度結合した糖質とたんぱく質は、離ればなれになることもあるのです。

ところが、ひとたびAGEsが生じてしまうと、糖化をリセットすることは、かなり困難になります。AGEsがずっと体内にとどまり、糖化の害を全身に及ぼします。だからこそ「終末糖化産物」と呼ばれるのです。

糖質制限は早く始めるほど〝糖質病〟の予防に効果的です。

体内にたまったＡＧＥｓは、〝返済困難な借金〟のようなものなのです。消し去ることができない記憶という意味から**高血糖の記憶**とも呼ばれています。

糖尿病の患者さんは「高血糖×持続時間」が大きく、たくさんのＡＧＥｓを抱えてしまっています。糖尿病になると老化が進み、寿命が10年短くなるともいわれます。

それは一度たまってしまうと容易に消し去れないＡＧＥｓの蓄積、つまり高血糖の記憶によるものなのです。

トーストやハンバーグだけでなく、加熱してメイラード反応を引き起こしたものには、すべからくＡＧＥｓが含まれています。そこで食事からのＡＧＥｓを減らすため、食べ物を加熱せずに生で食べたり、直火によるグリルや揚げ物ではなく、ゆでたり蒸したりして食べることがすすめられます。

しかし、**私自身は食べ物の加熱で生じるＡＧＥｓは、さほど気にしなくていいと思っています。食事に含まれるＡＧＥｓのすべてが体内に吸収されるわけではないからです。**

それにご先祖様は火を使うことで進化を遂げて長生きになってきたのですから、食べ物の加熱で生じるＡＧＥｓが人体に悪さをするとは考えにくいのです。

それよりも心配なのは、糖質の過剰摂取により、体内で自らＡＧＥｓを作ってしまうことです。自ら作ったＡＧＥｓはかなりの確率で体内に蓄積し、あちらこちらで悪事を働きます。

「酸化ストレス」も"糖質病"の源

"糖質病"の背景には、糖化とともに酸化もあります。

酸化は酸素が引き起こします。雨ざらしの金属が錆《さ》びる酸化も酸素によるものですが、同じようなことが私たちの体内でもつねに起こっているのです。

私たちは呼吸によって１日５００ℓ以上の酸素を体内に摂り入れています。このうち約２％が活性酸素に変わるといわれています。

活性酸素には、ウイルスや細菌をやっつける善玉の面もあるのですが、酸化を引き起こす悪玉の面もあり通常、酸化とは活性酸素によるものをいいます。

酸素は全身に37兆個もあるとされる細胞内のミトコンドリアを介して、多くのエネルギーを作り出せます。糖質制限でメインのエネルギー源となる脂肪酸、ケトン体も、酸素を介してエネルギーになるのです。

このように私たちの体に酸素は必要なのですが、悪玉の活性酸素はブロックしたい。そこで人体には、活性酸素を無害化する抗酸化酵素が備わっています。抗酸化酵素にはSOD、カタラーゼ、ペルオキシダーゼなどがあります。

人体が正常に機能していれば、活性酸素による酸化反応と、抗酸化酵素を中心とする抗酸化反応とのバランスはよく保たれています。

過度な運動や精神的ストレスなどを抱えて活性酸素が大量に発生したり、年齢を重ねて抗酸化酵素が減ったりすると、バランスが崩れて酸化反応が強まります（体が錆びていくイメージです）。

このように酸化反応が抗酸化反応を上回った状態を酸化ストレスといい、これが〝糖質病〟の引き金となるのです。

酸化ストレスが大きくなると、人体のたんぱく質、脂質、酵素、遺伝情報を伝える

ＤＮＡにもダメージを与えて、老化を加速させます。

老化以外にも、糖尿病の合併症、動脈硬化、がん、アルツハイマー病など、さまざまな病気の元凶に酸化ストレスがあると考えられています。

これらの病気を発症すると、さらに酸化ストレスのリスクが上昇するという悪循環が起こり、症状が進行しやすくなります。


活性酸素を増やす体内的な要因も糖質過多による「食後高血糖」「血糖値乱高下」「高インスリン血症」という〝悪の3点セット〟なのです。


食事の糖質をできるだけ減らせば、悪の3点セットは避けられます。

活性酸素を増やす体外的な要因としては、**紫外線（ＵＶ）**、**大気汚染**、**化学物質**、**農薬**などがありますから、これらもできるだけ避けたいものです。

「抗酸化酵素」を体内で増やす

酸化ストレスを減らす抗酸化酵素を作る力は、40歳前後から低下してきます。

そのため、食べ物から抗酸化成分を摂ることが重要になります。

その点、糖質制限の食材（野菜、海藻類、キノコ類、大豆、ナッツ類など）には、抗酸化成分が豊富に含まれています。

とくに頼りになる成分は**ビタミン**、**ミネラル**、**フィトケミカル**です。ビタミンから順番に詳しく説明していきましょう。


ビタミンは、３大栄養素（たんぱく質、脂質、糖質）とは違って、エネルギー源や体を構成する成分ではありませんが、人体の成長と健康維持にかかわっています。他の栄養素がうまく働くための〝潤滑油〟のようなものです。

必要な量はとても少ないのですが、体内では作ることができないので、食べ物から摂らなければいけません。

さまざまなビタミンのなかでも抗酸化作用が期待できるのは、**ビタミンA**、**ビタミンC**、**ビタミンE**。これらのビタミンは、まとめて**ビタミンACE**《エース》とも呼ばれます。
緑黄色野菜に含まれる**β・カロテン**が体内に入ると、ビタミンAに変わります。ビタミンAは**卵**、**チーズ**、**バター**、**レバー**、**ウナギ**などにも含まれています。

ビタミンCも緑黄色野菜に多く含まれており、とくに**ピーマン**、**パプリカ**、**ブロッコリー**、**カリフラワー**、**パセリ**、**ニガウリ**などに豊富です。**アセロラ**、**キウイフルーツ**などの果物にも含まれていますが、糖質（果糖）の摂りすぎにならないようにしてください。

ビタミンEは、**大豆**、**ナッツ類**、**エゴマ油**などに豊富です。**綿実油**《めんじつゆ》、**ひまわり油（サンフラワー油）**、**紅花油（サフラワー油）**にも含まれていますが、これらの植物油には摂りすぎが心配される**リノール酸**（70ページ参照）も多いので、気をつけましょう。

ミネラル（無機質）は、ビタミンと同じように、人体の成長や健康維持にかかわる栄養素です。ただし、ビタミンと違ってミネラルは、体を構成する材料にもなっています。

ミネラルは抗酸化酵素の材料にもなりますから、不足すると抗酸化酵素の活性が落ちてしまいます。

抗酸化酵素の主役となるSODには、**亜鉛**、**銅**、**マンガン**といったミネラルが欠かせません。なかでも日本人に不足しやすいのは亜鉛です。それだけに多くの亜鉛サプリも市販されています。

ビタミンの種類

	ビタミン名	1日の必要量	多く含む食品	欠乏すると
水溶性ビタミン	ビタミンB_1	成人男性1.1mg 成人女性0.9mg	豚肉、うなぎ	しびれ、だるさ、疲労感、動悸、息切れ、めまい、むくみ、脚気
	ビタミンB_2	成人男性1.2mg 成人女性1.0mg	レバー、うなぎ、チーズ、卵、納豆、牛乳	目、鼻、口、皮膚などのただれ、口内炎、口角炎、舌
	ビタミンB_6	成人男性1.2mg 成人女性1.0mg	アジ、鮭、カジキ、レバー、牛乳	脂肪肝、けいれん、アレルギー症状
	ナイアシン（ニコチン酸）	成人男性12mgNE 成人女性9mgNE	ブリ、カツオ、イワシ、レバー	神経症、ペラグラ（皮膚炎、下痢と認知症が主な症状）
	パントテン酸	成人男女とも5mg	卵、チーズ、イクラ	手足のしびれ、痛み、疲労感
	葉酸	成人男女とも200μg	レバー、ホウレンソウ、モロヘイヤ、枝豆、イチゴ	貧血、口内炎
	ビタミンB_{12}	成人男女とも2.0μg	牛肉、牡蠣、イワシ、のり、イクラ、タラコ	貧血、口内炎、神経・精神障害
	ビオチン	成人男女とも目安量50μg	卵、レバー、牛乳、大豆	貧血、不眠症、湿疹、脱毛
	ビタミンC	成人男女とも85mg	ピーマン、パプリカ、ブロッコリー、カリフラワー、パセリ、ニガウリ	壊血病（皮膚や歯肉からの出血、貧血、衰弱などの症状）、カゼ、疲労感
脂溶性ビタミン	ビタミンA	成人男性600μgRAE 成人女性500μgRAE	卵、チーズ、バター、レバー、ウナギ	夜盲症、角膜乾燥、皮膚乾燥、ニキビ、成長停止
	ビタミンD	成人男女とも目安量5.5μg	鮭、カツオ、イワシ、マグロ、しらす、シイタケ、マイタケ	くる病（骨格異常、筋緊張低下、蛙腹などの症状）、骨軟化症、動脈硬化
	ビタミンE	成人男性目安量6.5mg 成人女性目安量6.0mg	大豆、ナッツ類、エゴマ油	シミ・ソバカス、冷え性、不妊、流産、生理痛
	ビタミンK	成人男女とも目安量150μg	納豆、シソ、モロヘイヤ、ブロッコリー、ワカメ、ホウレンソウ、緑茶	新生児出血症、頭蓋内出血

16種類の必須ミネラル

7種類の主要ミネラル	9種類の微量ミネラル
カルシウム	鉄
リン	亜鉛
カリウム	銅
イオウ	ヨウ素
塩素	マンガン
ナトリウム	セレン
マグネシウム	モリブデン
	コバルト
	クロム

亜鉛が多く含まれている低糖質の食品は、**牛肉**、**レバー**、**牡蠣**、**イワシ**、**パルメザンチーズ**、**高野豆腐**、**カニ缶**、**ゴマ**などがあります。

フィトケミカルは、赤ワインの**ポリフェノール**によって一躍有名になりました。ポリフェノールは抗酸化作用が高く、赤ワインに含まれる**アントシアニン**、緑茶の**カテキン**、コーヒーの**クロロゲン酸**などがあります。

赤ワインは醸造酒のなかでは糖質が少ないお酒ですから、1、2杯楽しむ分には問題ありません。緑茶とコーヒー（ブラック）も、糖質がごく少量の飲料です。

ポリフェノールの他にも、トマトの**リ**

人体の5％前後はミネラルが構成している

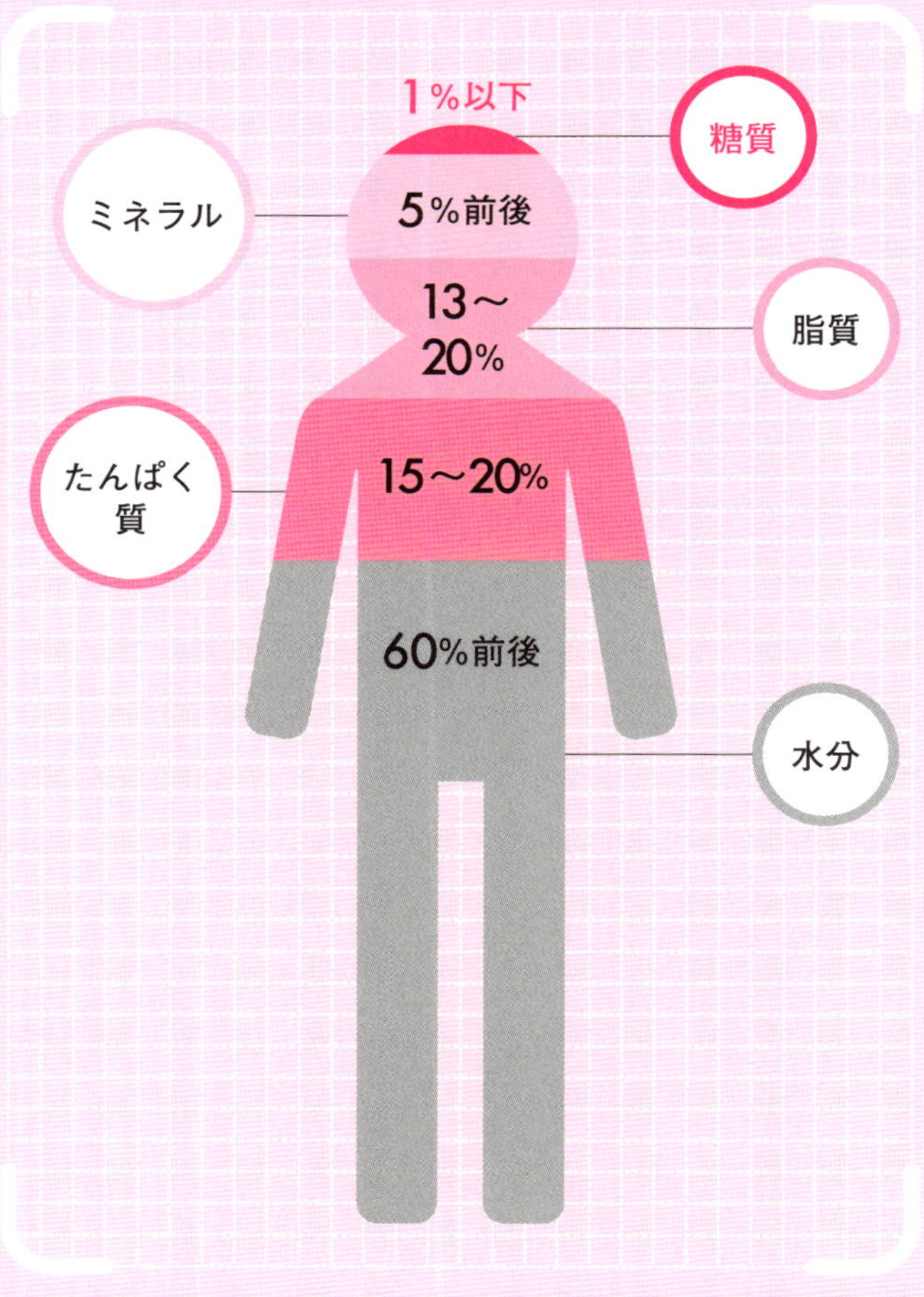

コペン、ブロッコリーのスルフォラファン、ホウレンソウのルテイン、ニラやタマネギのシステインスルホキシドといったフィトケミカルにも抗酸化作用があります。

これらの野菜は糖質含有量が少ないので、日々の食卓に加えて積極的に食べるようにしましょう。

生活習慣病型のがんも〝糖質病〟

日本人の２人に１人は生涯に一度はがんになり、３人に１人はがんで死ぬという時代になりました。

がんもまた〝糖質病〟に他なりません。

がんには「生活習慣病型」と「感染症型」があります。このうち〝糖質病〟といえるのは、生活習慣病型のがんです。

生活習慣病型のがんは、食生活や肥満、喫煙、飲酒などが背景にあり、**肺がん**、**大腸がん**、**乳がん**、**すい臓がん**、**腎臓がん**、**食道がん**、**子宮体がん**、**胆のうがん**などがあります。

日本のがん罹患率トップ3

	男性	女性
1位	胃がん	乳がん
2位	大腸がん	大腸がん
3位	肺がん	胃がん

出典:国立がん研究センターによる「2018年のがん統計予測」

感染症型のほうは細菌やウイルスの感染がきっかけとなるもので、**ヘリコバクター・ピロリ菌**がかかわる胃がん、B型やC型の**肝炎ウイルス**による肝臓がん、**ヒトパピローマウイルス**による子宮頸《けい》がんなどがあります。

では糖質は、がんとどのような関係があるのでしょうか？

近年の研究で、がん細胞のエネルギー源は「血糖」（ブドウ糖）だけであり、正常細胞のように「脂肪酸」「ケトン体」をエネルギー源にできないことがわかってきました。

がんの発生原因は複雑ですが、根本的な原因は**酸化ストレス**です。

がんの発生リスク

"糖尿病があると、健常人と比べてすべてのがんのリスクが20〜30%高くなる"

(2006年、国立がん研究センターJPHC研究)

"血中のC-ペプチド値(インスリン値を反映)**が高い男性はそうでない人と比べて大腸がんに最大3倍程度かかりやすい"**

(2007年、厚生労働省研究班)

がん細胞は、正常な細胞の遺伝子が傷ついて発生します(遺伝子の傷は一度に発生するのではなく、長い間に徐々に蓄積されます)。

悪の3点セット(食後高血糖、血糖値スパイク、高インスリン血症)はいずれも酸化ストレスを強めて遺伝子が傷つくのを誘発し、がんのきっかけを作ります。国際糖尿病連合は、信頼性の高い複数の疫学《えきがく》調査を根拠に**「食後高血糖は発がんに関与している」**と結論づけているのです。

AGEsは、**がんの転移**にもかかわります。がん細胞には、AGEsをキャッチする"受け皿"が備わっています。そこにＡＧＥｓがくっつくと、がん細胞の周りにある間質《かんしつ》という組織にシグナルが伝えられます。それが、がんの転移を促進するのです。

加えて、インスリンには細胞を成長させる働きがあり、がん細胞も正常な細胞と同様に成長させるため、高インスリン血症でがんのリスクは高まります。

糖質制限をすれば、酸化ストレスを引き起こす悪の３点セットが避けられるので、がん予防に効果的なのです。

「イヌイットの悲劇」が教えてくれたこと

私たちのご先祖様は、ずっと糖質制限を続けているようなものでした。

しかし、米や小麦といった穀物から糖質を摂取するようになり、飽食の現代ではさまざまな〝糖質病〟に悩まされるようになっています。

ところが例外的に、最近までご先祖様の糖質制限に近い食生活を伝統的に長期間続けてきた民族がいます。それは**イヌイット**です。

イヌイットの多くは、北米のアラスカやカナダ、グリーンランドなどの極北地域に住んでいます。20世紀初頭までの約400年間、小麦などの穀物や野菜はなく、糖質をほとんど摂らない食生活を送っていました。まさにスーパー糖質制限食の長期的実践例といえるでしょう。

イヌイットの主食は、狩猟による**生肉**、**生魚**です。海では魚の他、アザラシ、クジラ、セイウチといった海洋大型ほ乳類を、陸ではトナカイ、ウサギ、野鳥などを獲って食べていました。

彼らは生で肉や内臓を食べており、そこからたんぱく質と脂質の他、ビタミンやミネラルなど必須の微量栄養素も得ていたと考えられます。

1855年の成人イヌイットの食事を専門家が試算したところ、3大栄養素の摂取比率は「たんぱく質47・1%、脂質45・5%、糖質7・4%」(カロリー比)でした。

高雄病院の糖質制限食が「たんぱく質32%、脂質56%、糖質12%」(同)ですから、**当時のイヌイットの食事は高雄病院の糖質制限食よりも、さらに少ない糖質と豊富なたんぱく質が際立っています。イヌイットには当時、がんはほぼ存在しなかったと考えられています。**

イヌイットの食生活の変化

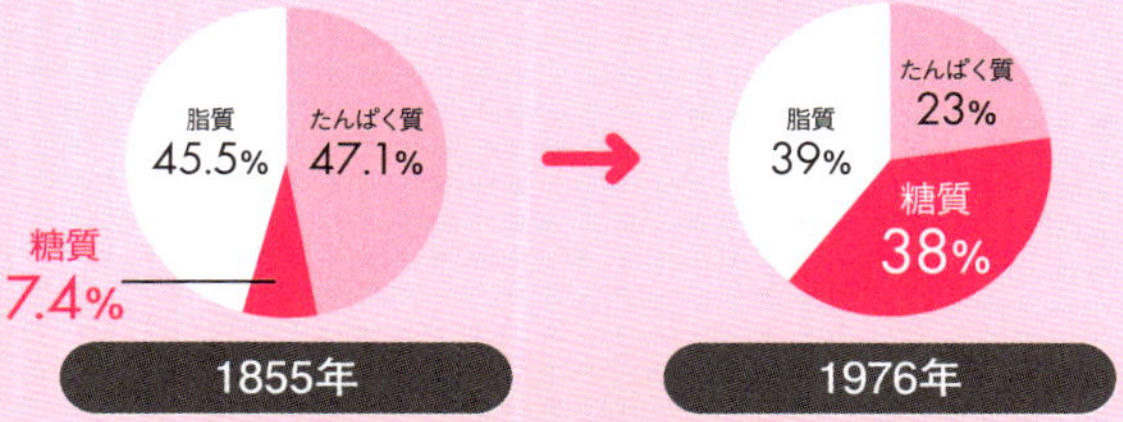

およそ120年間で糖質の摂取比率が
5倍に急上昇して、がんが増えた！

高雄病院の糖質制限食

「たんぱく質32%、脂質56%、糖質12%」とがんのリスクが少ない

そんなイヌイットの伝統的食生活に、大きな変化が訪れます。

欧米人との毛皮の交易が始まり、それによって小麦を手に入れて「無発酵パン」が広まったのです。イヌイットが長年、口にしなかった糖質を、ついに食べ始めたわけです。

その結果、１９７６年の調査でイヌイットの３大栄養素の摂取比率は「たんぱく質：23%、脂質：39%、糖質：38%」（同）と、**およそ１２０年の間に糖質の摂取比率が５倍に急上昇しました。**

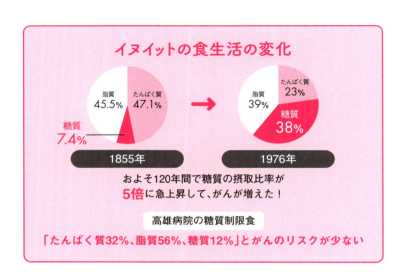

欧米人との交流が少しずつ盛んになり、糖質の摂取が増えるにつれて、イヌイットにはそれまで無縁だったがんが見

受けられるようになります。

最初は感染症型のがんが見つかりました。ヘルペスウイルスの仲間であるEBウイルスが、イヌイット社会に持ち込まれたことによって起きました。

イヌイットにはEBウイルスに対する免疫がなかったため、EBウイルスによる鼻、のど、唾液腺《だえきせん》のがんが急速に増えたのです。

次に生活習慣病型のがんが見つかりました。交流が活発化して40～50年が経った1950年代から、肺がん、大腸がん、乳がんなどが増えたのです。

がんの増加にはタバコや飲酒の浸透も大きく影響していると思われます。しかし、日常的な食生活における糖質の摂取比率の大幅な上昇が、生活習慣病型のがんが増えた大きな要因と考えられるのです。

糖尿病の合併症は"糖質病"が招く

糖尿病で何よりも怖いのは合併症です。合併症をもたらしている元凶の1つもAG

糖尿病を放置すると悲惨な結果を招く

「糖尿病神経障害」による**下肢切断者**は
3000人以上

「糖尿病網膜症」で毎年3000人以上が**失明**

「糖尿病腎症」で1万6000人以上が
新たに**人工透析**を開始

Esで、合併症も〝糖質病〟なのです。

糖尿病には3つの怖い合併症があります。それは**糖尿病神経障害**、**糖尿病網膜症**、**糖尿病腎症**です。これを**3大合併症**と呼びます。

3大合併症は発生する順番から、俗に**「シ・メ・ジ」**と呼ばれています。

最初に起こるのはシ＝糖尿病神経障害（以下、神経障害）です。とくに早ければ罹病から2〜3年後、通常は5〜10年ほどで発症します。

神経障害は、神経と、神経に酸素と栄養を届ける細い血管が高血糖で生じたAGEsのダメージを受けることで発症します。

神経障害は、神経の末端で血管も細い手足などで始まります。神経が麻痺《まひ》すると、傷ができても気づくのが遅れます。

こうなってしまうと、傷から細菌に感染しても、痛みを感じにくいため放置してしまいがちになります。さらに高血糖だと血流も免疫力も低下します。細菌の感染から潰瘍《かいよう》や壊疽《えそ》を起こして切断に至る**糖尿病足病変《そくびょうへん》**を起こすこともあるのです。

次に起こる合併症は、メ＝糖尿病網膜症。糖尿病発症から5年以降に起こります。

糖尿病網膜症（以下、網膜症）は、目のフィルムに相当する網膜の血管がＡＧＥｓでダメージを受けることなどで発病します。

まずは**出血**、**白斑《はくはん》**、**網膜浮腫《ふしゅ》**などの初期の病変が発症して、ゼリー状の球である**硝子体《しょうしたい》**に出血が起きたり**網膜剥離《はくり》**が起こったりして、失明に至ります。

網膜症は、大人になってからの失明の原因で**緑内障《りょくないしょう》**に次ぐ第2位となっています。

糖質制限食で高血糖を避けるとともに、定期的な眼底検査で網膜の状態をチェックしておきましょう。

最後に起こる合併症は、ジ＝糖尿病腎症です。糖尿病発症から5～10年以降に起こ

ります。

腎臓には、血液をろ過している糸球体《しきゅうたい》という毛細血管の固まりが無数に集まっています。この糸球体がＡＧＥｓで傷つくなどして起こるのが、糖尿病腎症（以下、腎症）です。

腎症が進んで糸球体のろ過機能が失われてしまうと、人工透析が必要になります。糖尿病患者の高齢化も影響していますが、人工透析を始めた患者さんが5年後も生きている確率（5年生存率）は、およそ60％とかなり厳しいのが実態です。

人工透析を始めた患者さんの40％は、5年以上生きていないということです。これは、がん患者（すべてのがんをトータルしたもの）の5年生存率とほぼ同じ。**糖尿病での人工透析宣告は、がん宣告を受けたと同じように重く受け止めるべきなのです。**

虫歯も歯周病も〝糖質病〟

虫歯と歯周病は、歯を失う2大要因です。これも、糖質の頻回・過剰摂取が引き金となって起こります。

歯周病の自覚症状

- 朝起きたときに口の中がネバネバする
- 歯を磨くときに出血する
- 口臭が気になる
- 歯ぐきは赤く腫れている
- (歯ぐきが萎縮して)歯が長くなった気がする

虫歯と歯周病の直接の原因は歯垢《しこう》です。歯垢はただの食べカスではなく、生きた細菌の塊(重量比ではその80%が細菌)です。1mgの歯垢には、10億個もの細菌が潜《ひそ》んでいるとされます。

歯垢中の細菌は、糖質を栄養源としてどんどん増えていきます。こうした歯垢を放置してしまうと、細菌が糖質を分解して作り出す酸や毒素のダメージを受け、虫歯や歯周病が発症するのです。

日本人の虫歯は減る傾向がありますが、歯周病は増えています。一説によると40歳以上の8割が歯周病にかかっているそうです。

歯周病は慢性的に炎症が起きている状態で、その悪影響は全身に及びます。

歯周病の原因菌が全身に移り棲《す》み、血管の動脈で炎症を誘発させると、動脈硬化の一因になります。

脳の血管で動脈硬化が起こって詰まる脳梗塞は、歯周病がある人はそうでない人の2・8倍もかかりやすいとされています。

私はもうすぐ70歳ですが、虫歯はゼロで歯は全部残っており、歯周病もありません。歯科医からは「花丸です！」と太鼓判を押されています。

虫歯と歯周病の予防には、歯ブラシや歯間ブラシなどによる歯と歯ぐきのケアが大切です。

私は**歯間ブラシ**と**超音波歯ブラシ**で毎朝1回（3分間くらい）手入れをして、昼・夜の食後に通常の歯磨きを30秒くらいしています。また、年1回は歯科医に歯垢を除去してもらっています。

この年まで虫歯とも歯周病とも無縁なのは、こうした歯垢コントロールに加えて、糖質制限のおかけだと思っています。

糖質過多だと糖質をエサとして細菌が増殖して歯垢を大きくしてしまうからです。糖質制限するとエサとなる糖質が減り、歯垢も成長しにくくなるのです。

糖質を摂らない旧石器時代は虫歯ゼロ

糖質を多く摂っていなかった時代には、虫歯も歯周病も少なかったようです。

日本の旧石器時代人（9万年前〜1万6000年前）は、ナウマン象、マンモス、エゾ鹿などを狩って食べていた狩猟中心の食生活だったと考えられますが、そうした肉には糖質がほとんどなく、虫歯率もほぼゼロでした（骨と違って残らないので歯ぐきの状態まではわかりませんが、歯周病も少なかったと推定されます）。

縄文人は狩猟・採集・漁労で生活していましたから、森で拾ったドングリやクリなどを結構食べていました。これらには糖質が一定量含まれています。こうなると虫歯が増えてもおかしくありません。

新潟県立看護大の藤田尚准教授が、縄文時代の13の遺跡から出土した195体の歯3295本を調べたところ、虫歯が占める割合は8・2％だったそうです。

日本の縄文時代でも、北海道の住民には虫歯が少なく2・4％ほどで、イヌイットやアメリカ先住民と同じくらいでした。北海道は針葉樹林が主体であり、ドングリやクリが少なかったため、北海道の縄文人はおもに狩猟と漁労の2本柱だったことが、虫歯率が低かった理由と考えられます。

農耕社会になると糖質の摂取が増えるため、虫歯が激増しました。日本列島の古人骨の虫歯率は、稲作農耕が始まった弥生時代の山口県・土井ヶ浜遺跡で19・7％、佐賀県・三津永田遺跡で16・2％と報告されています。これも糖質の悪行なのです。

骨粗しょう症も〝糖質病〟

高齢化とともに、骨がスカスカになり、骨折しやすくなる**骨粗しょう症**が増えています。日本における患者数は、推定1300万人とされています。そのうち、およそ1000万人は女性です。

女性の患者数が多いのは、男性よりも骨が細くて弱いことに加えて、閉経した女性は骨の強度を保つ働きのある女性ホルモンの分泌が、加齢とともにゼロに近くなってしまうからです。

骨粗しょう症は、とくに**背骨**、**太もものつけ根**で起こりやすく、高齢者が転倒して骨折すると、寝たきりや要介護になることが多いです。その結果、認知症を併発することも少なくありません。

骨粗しょう症は、避けられない老化現象だと諦めている人もいます。でも、それは大きな間違いです。

骨粗しょう症は病的な老化であって、予防できる病気です。そして骨粗しょう症もまた糖質過多の食生活がもたらす〝糖質病〟なのです。

骨粗しょう症と聞いて、真っ先に頭に浮かぶのは、〝カルシウム不足〟かもしれません。骨のおもな成分になっているのは、カルシウムを始めとするミネラルです。カルシウムの吸収を促すにはビタミンDも欠かせません。

カルシウム不足に加えて、骨粗しょう症の原因としてクローズアップされているのが、糖質過多によるAGEsです。

骨の重さのおよそ20%、体積の約半分を占めるのは、コラーゲン（繊維状のたんぱく質）です。骨は、たんぱく質であるコラーゲンが作る基本構造に、カルシウムなどのミネラルが堅く結晶化したものです。建物の柱にたとえれば、コラーゲンは「鉄筋」、カルシウムなどのミネラルは「コンクリート」です。

いくらコンクリートが丈夫であっても、鉄筋が弱くなれば、柱は折れてしまいます。

糖質過多で高血糖が続くと、骨のコラーゲンに糖質がついてＡＧＥｓが生じます。ＡＧＥｓはコラーゲンの構造を変えて、カルシウムとの結びつきを弱くするのです。

健康な骨のコラーゲンには適度なしなりがあり、それが強靭《きょうじん》さにつながっています。そこへＡＧＥｓが入り込むと構造が変わって（これを**老化架橋《かきょう》**といいます）、しなりが乏しくなって硬く、脆くなり、転倒などの衝撃で〝ポキッ〟と折れてしまうのです。

骨のコラーゲンは寿命が10年と長いため、ＡＧＥｓ化したコラーゲンはどんどん蓄積し、長い時間をかけて骨をじわじわと弱体化させます。こうなると骨を合成する**骨《こつ》芽《が》細胞**の働きが抑えられるため、骨は余計に弱くなります。

骨粗しょう症を避けるには、糖質制限でＡＧＥｓの発生を抑えるのが先決です。

また、骨のコラーゲンのもとになるたんぱく質を、肉類、魚介類、卵、大豆・大豆食品などのたんぱく源から毎食摂ってください。これらのたんぱく源は、いずれも糖質が微量です。

骨粗しょう症の背景に糖質の過剰摂取

"老化架橋の本体は、酸化ストレスや糖化ストレスの増大により誘導される終末糖化産物(AGEs)」である"

日本骨粗鬆症学会などによる『骨粗鬆症の予防と治療ガイドライン2015年版』より

たんぱく質とあわせて摂りたいのは、**カルシウム**、**ビタミンD**です。

カルシウムは**牛乳**、**チーズ**、**ヨーグルト**、**干しエビ**、**ちりめんじゃこ**、**ししゃも**、**木綿豆腐**、**納豆**、**大豆(水煮)**、**小松菜**、**春菊**、**水菜**、**モロヘイヤ**、**チンゲンサイ**といった食材に含まれています。このうち牛乳以外は糖質が少ないので、日々の食卓に積極的に取り入れてください。

カルシウムは、成人での吸収率は30%程度。せっかく食べても70%ほどは体内に吸収されません。そこでカルシウムと一緒に摂っておきたい栄養素が、ビタミンDです。ビタミンDが、小腸でのカルシウムの吸収をアップさせてくれるのです。

ビタミンDを多く含むのは、鮭、イワシや

サンマといった青魚、干しシイタケやマイタケといったキノコ類。いずれも糖質が少ない食品ばかりです。この他、ビタミンDは、日光を浴びると、皮膚でコレステロールを原料として必要量が合成されます。

心臓病も脳卒中も〝糖質病〟

日本人の死因の1位はがん、続く2位は心筋梗塞などの心臓病、4位は脳梗塞などの脳卒中です。心臓病と脳卒中の誘因は動脈硬化です。

動脈の内腔《ないくう》が狭く硬くなって血栓と呼ばれる〝血の固まり〟ができて詰まりやすくなるのが動脈硬化です。

動脈硬化の原因は長らく、コレステロールなど動物性脂肪だと考えられてきましたが、いまやその常識は覆《くつがえ》っています。**糖質の摂りすぎが動脈硬化のリスクを高め、糖質制限で動脈硬化のリスクが下がることがわかっているのです。**

心臓を養うために表面を走っている冠状《かんじょう》動脈のように、太めの動脈にできる動脈硬化の多くを占めるアテローム性動脈硬化では、プラークという柔らかいコブ状のものが血管に生じます。

歯にできるプラーク（歯垢）の正体は細菌ですが、血管のプラークの正体は酸化した**ＬＤＬコレステロール**やそれを食べた**白血球の死骸**などです。

血管のプラークは破れやすく、破れてしまうと**血栓**が生じて動脈を塞《ふさ》ぎ、心筋梗塞や脳梗塞を引き起こすのです。

糖質過多の食事で**食後高血糖**が起こると、動脈の内側を覆う細胞が**糖化**し、ＡＧＥｓが蓄積します。このＡＧＥｓが、動脈硬化を加速させるという悪循環を招きます。

ＡＧＥｓは**酸化ストレス**を増やし、ＬＤＬコレステロールの酸化を進めてプラークを大きくします。さらにＡＧＥｓが血管壁の細胞の受け皿にキャッチされると、炎症が起こります。こうしてプラークに炎症が加わると、動脈硬化が一気に進みます。

高血糖で度を越したインスリンの追加分泌が繰り返されると、インスリンが効きにくくなる**インスリン抵抗性**が生じます。インスリン抵抗性は、高血糖と関わりなく、単独でも動脈硬化のリスクを上げることが知られています。

糖質制限をするとＡＧＥｓができにくく、酸化ストレスの増大も炎症の発生も抑えられます。インスリン抵抗性も起こらないので、動脈硬化が避けられるのです。

糖質制限を続けていると、空腹時の血液中の中性脂肪値が下がります。睡眠中に中性脂肪を**脂肪酸**と**ケトン体**に変えて、エネルギー源として体内で積極的に利用する体質になるからです。

血液中の中性脂肪値が低くなると、コレステロール値にも影響を与えます。とくにLDLコレステロールのなかでも血管壁に入り込んで酸化されやすい小型で比重の重い**LDLコレステロール**がなくなり、良質なLDLコレステロールばかりになります。これは、動脈硬化の芽を根本から摘《つ》み取ることにつながります。

認知症も〝糖質病〟

経済協力開発機構（OECD）が公表した2017年版の医療に関する報告書で、日本の認知症患者の割合（有病率）は、OECD加盟35か国のなかでもっとも高いことがわかりました。日本の人口に対する認知症の有病率は2・33％で、OECD平均（1・48％）を大きく上回って最高だったのです。

高齢者に限ると、認知症有病率はさらに高まります。**日本では65歳以上の高齢者の7人に１人（約462万人）が認知症患者です。**その割合は２０２５年には５人に１人（約７００万人）に増えると見込まれています。

日本人の認知症患者の50〜60％は**アルツハイマー型認知症**です。**アミロイドβ**、**タウ**といった異常なたんぱく質が脳にたまり、正常な神経細胞の機能を損なうアルツハイマー病から生じます。その他、**レビー小体型認知症**が全体の約20％、脳の血管が詰まって起こる**脳血管性認知症**が約15％を占めます。

認知症は、年齢が上がるほど有病率は高まります。年を取ることが認知症の最大のリスク要因であり、日本で認知症有病率が高いのも、世界最速で高齢化が進んでいることが原因と考えられます。

しかし、年を取ることだけが認知症のリスクを高めるわけではありません。**認知症も"糖質病"の一種であり、糖質の過剰摂取が認知症のリスクを高めるのです。**

１１３ページで示したように、糖質過多で**高インスリン血症**になると、脳内でインスリンを分解する酵素がてんてこ舞いになり、アルツハイマー病の原因と考えられるアミロイドβの分解がおろそかになります。

脳の血管が詰まる脳血管性認知症にも糖質過多が招く動脈硬化が深く関わります。

このことを示すデータがあります。九州大学を中心とするグループが福岡県久山町で行っている**久山町研究**です。久山町では1985年から2012年まで5回にわたり、65歳以上の全住民を対象に認知症に関する調査を実施しました。

過去5回の調査で、高齢者認知症の有病率は6・7％から17・9％まで急増しました。認知症患者の6割を占めるアルツハイマー型に限ると、約9倍にも増えました。

その背景にあったのが、糖質過多による糖尿病の増加なのです。

久山町研究では、1988年から2002年まで14年間、運動療法と食事療法（糖質を制限せず、カロリーを制限する従来の糖尿病食）を指導した結果、糖尿病患者を増やすという大失敗をおかしました。

糖尿病患者の割合は、男性で15％から23・6％、女性では9・9％から13・4％といずれも大幅に増えてしまったのです。

糖尿病患者のアルツハイマー病の発症リスクは、そうでない人の約2倍ですから、従来の糖尿病食で糖尿病を激増させたことが、久山町のアルツハイマー病の激増に、おおいに関わっていると考えられます。

白内障も“糖質病”

年を取るとともに増える病気に、白内障があります。

白内障とは、眼の中でレンズの役割をしている水晶体が濁《にご》ってしまうもの。中年以上になると患者が増えてきて、白内障になる確率は50代で50％、80代では80％にのぼるとされます。白内障を放置すると、失明する恐れもあります。

白内障も年を取るだけで起こる病気ではありません。これにも高血糖で生じたAGEsの蓄積が関わっています。

水晶体は直径10㎜、厚さ4㎜ほどの凸レンズです。そこにはクリスタリンという無色透明のたんぱく質が整然と並んでいます。

このクリスタリンに高血糖で生じた余分な糖質がくっつくと、AGEsが生じてしまいます。AGEs化したクリスタリンは構造が変わり、透明度が落ちて濁ります。

すると、水晶体で光が散乱するようになり、視界が霞《かす》んだり、モノが二重に見えたりします。また、AGEsは褐色なので、それも水晶体の透明度を下げてモノを見えにくくします。

全身を作っているたんぱく質の多くは定期的に入れ替わっていますが、クリスタリンは生まれてから一度も入れ替わらないたんぱく質です。

水晶体の細胞は一度クリスタリンを作ると、それ以降はクリスタリンの合成機能を失うので、二度と交換されないのです。

白内障が年を取るとともに増えるのは、一生モノのクリスタリンにＡＧＥｓが蓄積してくるからです。単なる眼の老化ではないのです。

クリスタリンに蓄積したＡＧＥｓを取り除くことは残念ながらできません。でも、**糖質制限をすれば、それ以上のＡＧＥｓの蓄積が避けられますから、早期に始めると将来の白内障のリスクが下げられます。**

この他、過剰な**紫外線（ＵＶ）**による酸化でも、クリスタリンにＡＧＥｓが生じる可能性があります。適度な日光浴は**ビタミンＤ**を作るうえでは大切ですが、紫外線が強い季節はＵＶカット率の高いサングラスをして眼を守るようにしましょう。

COLUMN
本当に凄い「科学的根拠」①

「糖質摂取比率が少ないほど心臓病のリスクが低い」

2006年の医学誌『ニューイングランド・ジャーナル・オブ・メディシン』に掲載された米ハーバード大学による「コホート研究」

1980年、アメリカの女性看護師約８万人に、アンケートによる食事調査を開始（対象者が看護師だけに、アンケートにも正確に答えていると考えられます）。

このアンケート結果をもとに、炭水化物摂取率の低いグループから高いグループまで、全部で10グループに分けました（オリジナルの論文が「炭水化物」という表現を使っていますが、「糖質」と同じと捉えてください）。

- もっとも炭水化物摂取率が低かったのは摂取エネルギーの「36.8±6.1％」
- もっとも炭水化物摂取率が多かったのは摂取エネルギーの「58.8±7.0％」

20年後の2000年、この10グループを解析した結果、もっとも炭水化物摂取率が低く、相対的にたんぱく質と脂質を多く食べているグループでも、**冠状動脈疾患（心臓病）**の発生率は変わりませんでした。

糖質を減らし、その分だけ脂質の摂取量が増えると、冠状動脈疾患が増えるといわれてきましたが、８万人以上を20年かけて追いかけた結果、その古い常識が完全に覆されたのです。

おわりに

糖質制限と1日2食の半日断食からなる「食べトレ」は、いかがでしたでしょうか。食べトレの安全性と効果は、私自身が現在進行形で実証し続けていますし、信頼性の高い数々のエビデンス（科学的根拠）も立証しています。

これに対して糖質制限批判派もまだ存在します。私は糖質制限食の是非論争に関しては、アメリカ糖尿病学会の見解によって勝負はついたと考えています。

世界の糖尿病研究に大きな影響を与えているアメリカ糖尿病学会は、２００７年まで、糖尿病の食事療法において糖質制限食を推奨しない立場でした。

しかし、翌08年の『食事療法に関する声明２００８』において、「減量が望まれる糖尿病患者には、低カロリー食もしくは低炭水化物によるダイエットが推奨される」と1年間の期限つきで、糖質制限食の減量への有効性を認める見解を示しました。

さらに11年になると、肥満をともなう糖尿病患者を対象に、２年間の期限つきで糖質制限食の有効性を認めました。

そして13年の『成人糖尿病患者の食事療法に関する声明』では、すべての糖尿病患者に適した唯一無二の食事パターンは存在しないと前置きしたうえで、患者ごとにさまざまな食事パターンが認められるとしています。

そこには「地中海食」「ベジタリアン食」「低脂質食」「DASH食」（高血圧を防ぐための食事で、カリウムやマグネシウムなどのミネラルを増やし、塩分を減らす）と並び、「糖質制限食」が挙げられています。

これはアメリカ糖尿病学会が、糖質制限食の長期的有効性と安全性を公式に認めたことを意味します。これによって世界的に糖質制限食が認められたのです。

一方、日本糖尿病学会では、40年以上にわたって一貫してカロリー制限食を唯一無二の食事法として推奨し続けています。患者さんにとって不利益をもたらすことでもあり、とても残念なことです。

ただし、幸いにも変化の兆しは見えています。

日本糖尿病学会理事長の門脇孝先生は、東京大学大学院で糖尿病の研究と治療にあたっておられます。医学雑誌『医と食』の編集長である渡邉昌先生と私と3人で

２０１７年に鼎談《ていだん》を行った際、東大病院では２０１５年から糖質摂取比率40％の糖尿病食が提供されており、門脇先生ご自身も糖質摂取率40％の〝緩やかな糖質制限〟を実践しているとおっしゃっていました。

今後、日本糖尿病学会もカロリー制限から方向転換し、先を行くアメリカ糖尿病学会のように糖質制限食を承認することを祈っています。

それは多くの糖尿病患者を救うだけではなく、内臓脂肪を減らして、〝糖質病〟を防ぐ糖質制限食の普及につながると期待しています。

本書のカバー裏側をご覧ください。食品が含む糖質量の一覧表を掲載しています。これを参考に日々の食事で糖質を控えて、内臓脂肪をストンと落とし、万病を未然に防ぐ健康的な生活を送ってください！

２０１９年４月

高雄病院理事長　江部康二

COLUMN
本当に凄い「科学的根拠」②

「糖質制限がいちばんダイエット効果が高い」

2008年７月医学誌『ニューイングランド・ジャーナル・オブ・メディシン』に掲載された「DIRECT」

「DIRECT」とは、イスラエルの成人肥満患者322人を、以下の３群に分けて２年間比較した研究です。

- 低脂質食（カロリー制限あり）女性1500kcal、男性1800kcal
- 地中海食（カロリー制限あり）女性1500kcal、男性1800kcal
- 糖質制限食（カロリー制限なし）

・地中海食＝オリーブオイル、ナッツ類、魚介類、果物を中心とする、南ギリシャや南イタリアといった地中海沿岸諸国の伝統的な食事

・糖質制限食＝アメリカで人気のアトキンス・ダイエットで、始めの２か月は１日あたり糖質20ｇまで制限をして、それ以降は１日あたり糖質120ｇまで徐々に増やす食事

この３つのグループを２年間追ったところ、糖質制限食グループの体重がもっとも減少しました。さらに３群のなかで糖質制限食のグループだけが、血液中の中性脂肪が減り、いわゆる善玉のＨＤＬコレステロールが増加しました。

特記すべきは、糖質制限食グループはカロリー制限なしだったにもかかわらず、他の２つのグループと同じだけ摂取エネルギーが減少していたこと。糖質を減らした分だけ脂質やたんぱく質の摂取が増えると、満腹感も満足感も高まり、余計なカロリー摂取が避けられることを示唆しています。

［著者］
江部康二（えべ・こうじ）
医師、一般財団法人高雄病院理事長。一般社団法人日本糖質制限医療推進協会代表理事。1950年生まれ。74年京都大学医学部卒業。78年から医局長として高雄病院勤務。99年高雄病院で糖質制限食を開始。2000年に理事長に就任。01年から糖尿病治療の研究に本格的に取り組み、肥満・メタボリック症候群・糖尿病克服などに画期的な効果がある「糖質制限食」の体系を確立。05年に『主食を抜けば糖尿病は良くなる!』（東洋経済新報社）で糖質制限食を初めて全国に紹介し、大反響を巻き起こした。以後、元祖・糖質制限のカリスマ医師として活躍。糖尿病関係ではもっとも閲覧者の多い人気ブログ「ドクター江部の糖尿病徒然日記」を運営中。低糖質食品・メニューの指導・監修にもあたっている。著書に『主食をやめると健康になる』（ダイヤモンド社）、『人類最強の「糖質制限」論』（SB新書）など多数。

内臓脂肪がストンと落ちる食事術

2019年５月８日　第１刷発行
2019年８月８日　第５刷発行

著　者――江部康二
発行所――ダイヤモンド社
〒150-8409　東京都渋谷区神宮前6-12-17
http://www.diamond.co.jp/
電話／03･5778･7227（編集）03･5778･7240（販売）
装丁デザイン――krran
本文デザイン――二ノ宮 匡（ニクスインク）
編集協力――井上健二
校正――鷗来堂
製作進行――ダイヤモンド・グラフィック社
印刷――堀内印刷所（本文）・新藤慶昌堂（カバー）
製本――ブックアート
編集担当――斎藤 順

©2019 江部康二
ISBN 978-4-478-10648-8
落丁・乱丁本はお手数ですが小社営業局宛にお送りください。送料小社負担にてお取替えいたします。但し、古書店で購入されたものについてはお取替えできません。
無断転載・複製を禁ず
Printed in Japan